L'HOSPITALISATION

DES

ACCIDENTÉS DU TRAVAIL

PAR

Le Docteur Paul DAUCHEZ

PARIS
G. STEINHEIL, ÉDITEUR
2, RUE CASIMIR-DELAVIGNE, 2

1903

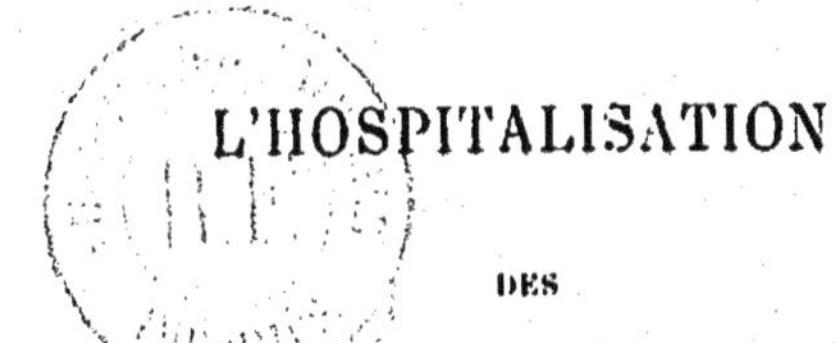

L'HOSPITALISATION

DES

ACCIDENTÉS DU TRAVAIL

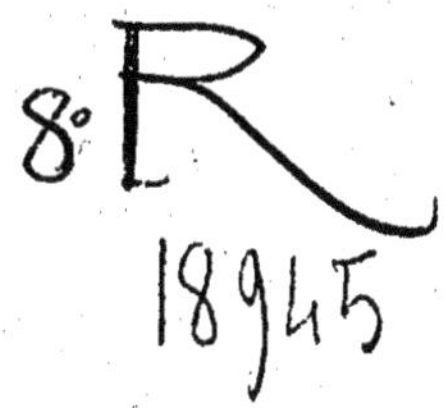

L'HOSPITALISATION

DES

ACCIDENTÉS DU TRAVAIL

PAR

Le Docteur Paul DAUCHEZ

PARIS
G. STEINHEIL, ÉDITEUR
2, RUE CASIMIR-DELAVIGNE, 2

1903

A MA FEMME

A MES ENFANTS

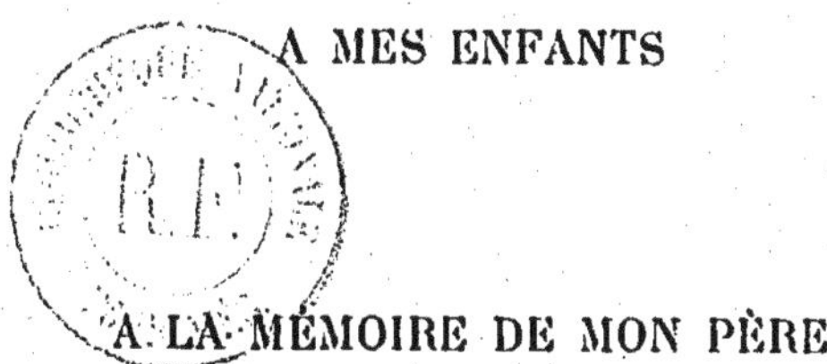

A LA MÉMOIRE DE MON PÈRE

A MA MÈRE

A TOUS LES MIENS

A MES AMIS

A MON ONCLE

M. LE DOCTEUR HENRI DAUCHEZ

ANCIEN INTERNE DES HOPITAUX DE PARIS
ANCIEN CHEF DE CLINIQUE ADJOINT A LA FACULTÉ

A MON BEAU-FRÈRE

M. LE DOCTEUR JULES DE SEZE

Hommage de fraternelle et confraternelle amitié.

A MON PRÉSIDENT DE THÈSE

M. LE PROFESSEUR P. BROUARDEL

DOYEN HONORAIRE DE LA FACULTÉ DE MÉDECINE
MEMBRE DE L'ACADÉMIE DE MÉDECINE
MEMBRE DE L'INSTITUT
GRAND-OFFICIER DE LA LÉGION D'HONNEUR

INTRODUCTION ET CRITIQUE GÉNÉRALE

La loi du 9 avril 1898, concernant les responsabilités des accidents dont les ouvriers sont victimes dans leur travail a créé, pour une catégorie particulière de travailleurs, une situation spéciale.

Cette loi de prévoyance sociale, dont le but consiste essentiellement à protéger l'ouvrier ou l'employé contre les conséquences pathologiques et morales des accidents professionnels, a prévu, d'une manière équitable, dans son article 3, les rentes et indemnités auxquelles aura droit l'accidenté, suivant le genre d'incapacité dont il aura été frappé « par le fait du travail ou à l'occasion du travail ».

C'est ainsi que, pour l'incapacité permanente absolue, cette rente sera égale aux deux tiers du salaire annuel de la victime.

Pour l'incapacité permanente partielle, elle égalera « la moitié de la réduction que l'accident aura fait subir au salaire ».

Enfin, quand l'incapacité ne sera que temporaire, l'indemnité dont sera redevable, vis-à-vis de son employé, le chef d'entreprise (souvent remplacé dans la pratique soit par une Compagnie d'assurances, soit par un syndicat de garantie ou une société de secours mutuels), sera journalière et égale à la moitié du salaire gagné au moment de l'accident, si l'incapacité de travail a duré plus de quatre jours, et, dans ce cas, elle ne sera payée qu'à partir du cinquième jour (1).

[Le législateur a omis de dire jusqu'à quelle époque serait due cette prestation du demi-salaire; la jurisprudence a décidé qu'elle le serait tant que la blessure ne serait pas consolidée (2).]

Dans son article 4, elle stipule en outre que le chef d'entreprise supporte, en plus des charges énoncées plus haut, les frais médicaux et pharmaceutiques (3-4). (Cette der-

(1) Pour les incapacités temporaires d'une durée inférieure à 4 jours, la loi ne prévoit pas d'indemnités, ni même le paiement des frais médicaux et pharmaceutiques occasionnés pendant cette courte période.

Du reste, dans la pratique, ce que cette disposition pourrait sembler contenir de défavorable pour l'ouvrier, n'atteindra pas trop ce dernier, presque toujours affilié à une société de secours mutuels.

(2) Et, à propos de ce mot « consolidé », qu'on a accusé d'être imprécis et peu clair, et de s'adapter, grâce à ce défaut, à toutes les hypothèses, il n'est pas inutile de dire qu'il a, au contraire, un sens reconnu par tous les juristes, et qu'il est employé couramment en style du Palais.

On dit qu'une blessure est consolidée quand est arrivé le moment où ladite blessure a atteint le maximum de l'amélioration que l'on pouvait espérer pour elle, l'instant où l'état de la victime, grâce aux soins reçus, est arrivé à un summum de progrès que l'on ne dépassera plus, la date en un mot où l'on reconnaît que le traitement a donné tout ce qu'il pouvait donner.

(3) Nous lisons, du reste, dans l'article 5, que « les chefs d'entreprise peuvent se décharger, pendant les 30, 60 ou 90 premiers jours à partir de l'accident, de l'obligation de payer aux victimes les frais de maladie et l'indemnité temporaire, ou une partie seulement de cette indemnité, comme il est spécifié ci-après, s'ils justifient : 1° qu'ils ont affilié leurs ouvriers à des sociétés de secours mutuels, et pris à leur charge une quote-part de la cotisation qui aura été déterminée d'un commun accord, et en se conformant aux statuts-types approuvés par le ministre

nière charge n'est également imposée que jusqu'à la consolidation de la blessure ; à ce moment, en effet, la situation de l'ouvrier entre dans une nouvelle phase, et la rente viagère à laquelle il a droit en cas d'incapacité permanente vient remplacer l'indemnité journalière qu'il a touchée pendant la durée du traitement.)

En ce qui concerne les honoraires des médecins et des chirurgiens, la loi, tout en laissant au blessé une entière liberté pour désigner le praticien de son choix, a prévu que des abus pourraient se produire, et elle a décidé que « si la victime a fait choix elle-même de son médecin, le chef d'entreprise ne peut être tenu que jusqu'à concurrence de la somme fixée par le juge de paix du canton, conformément aux tarifs adoptés dans chaque département pour l'assistance médicale gratuite », tarif dont la fixation a été établie

compétent, mais qui ne devra pas être inférieure au tiers de cette cotisation ; 2° que ces sociétés assurent à leurs membres, en cas de blessures, pendant 30, 60 ou 90 jours, les soins médicaux et pharmaceutiques et une indemnité journalière. Si l'indemnité journalière servie par la société est inférieure à la moitié du salaire quotidien de la victime, le chef d'entreprise est tenu de lui verser la différence.

De même, l'article 6 s'occupe des conditions dans lesquelles le chef d'une industrie minière peut se servir d'une des caisses de secours établies en exécution de la loi du 29 juin 1894, pour s'exonérer d'une partie de ses obligations légales concernant les accidents du travail. Et la disposition finale du même article 6 concerne les caisses de secours établies dans les industries autres que les mines (Sachet).

(4) L'article 23 stipule que « la créance de la victime de l'accident ou de ses ayants droit, relative aux frais médicaux et pharmaceutiques, ainsi qu'aux indemnités allouées à la suite de l'incapacité temporaire de travail, est garantie par le privilège de l'article 2101 du Code civil. Le paiement des indemnités pour incapacité permanente de travail ou accidents suivis de mort est garanti conformément aux dispositions des articles suivants. »

par le Conseil général, en exécution de la loi du 18 juillet 1893 (1).

Il résulte de cette dernière disposition que si le médecin ne se contente pas d'un tarif naturellement très réduit, ce n'est qu'à l'adresse de l'ouvrier blessé qu'il devra borner sa réclamation en augmentation d'honoraires ; le chef d'entreprise est exempt de toute nouvelle dette, une fois payée par lui la somme fixée par le juge de paix (2).

En accordant aux victimes des accidents du travail ces justes compensations pour le préjudice qui leur est causé, en leur assurant ces légitimes indemnités, non seulement pour les suites des accidents, mais aussi et tout d'abord pour les soins à donner aux blessés, la loi a rendu ces soins plus faciles et plus efficaces.

Et d'ailleurs, en dehors même de la question primordiale d'humanité, les patrons ou leurs répondants ont intérêt à une bonne organisation des soins, puisqu'elle aura pour conséquences un plus grand nombre d'améliorations et de guérisons, et, par suite, une grande diminution des indemnités ou pensions à servir.

Nous tenons à constater tout d'abord le large esprit de prévoyance et de solidarité sociales qui a guidé le législateur dans l'étude et dans la discussion de la loi de 1898 ;

(1) Le tarif de l'assistance médicale gratuite n'existant pas dans le département de la Seine, il y a lieu d'y appliquer, pour fixation du taux des visites médicales, le tarif d'usage pour les visites de médecins dans la clientèle ouvrière, soit 3 francs par vacation.

(2) Au contraire, quand l'ouvrier blessé accepte les soins du médecin envoyé par le répondant légal, la loi n'a pas à intervenir dans le paiement des honoraires. Le débiteur et le créancier s'entendent directement, et concluent un accord particulier.

on ne peut qu'approuver une jurisprudence qui a le mérite, en sauvegardant les intérêts de l'ouvrier et en protégeant ce dernier contre les tristes résultats des accidents trop nombreux auxquels l'expose sa profession (1), de chercher à conserver à la nature la plus grande somme de ses forces productrices, et, à la société, dans la mesure du possible, un capital rémunérateur ; de fait, l'ouvrier représente bien un capital, dont les intérêts assurent sa subsistance et celle de sa famille, et qui, si la lésion reçue demeure incurable, ne rapportera plus rien à la société ; celle-ci sera, malgré tout, bien obligée de prendre à sa charge le blessé, qui, du reste, sera aussi toujours à charge à lui-même.

Il ne serait donc pas juste de ne pas reconnaître les excellentes intentions dont a été animé le législateur dans la confection de cette loi, ni les progrès qu'elle a réalisés dans le sens de l'humanité et de la justice.

Il en est de même de son importance, qui est vraiment considérable, et à plusieurs points de vue :

Pour l'ouvrier lui-même, à qui elle reconnaît, en cas d'accident du travail, un droit à une indemnité payée par le chef d'entreprise.

Pour le patron, en raison des motifs que nous indiquons plus loin.

Pour le médecin, qui devient en somme un personnage dont le rôle est extrêmement influent, puisque tous, ouvriers, chefs d'entreprise et magistrats, doivent se soumettre aux arrêts de cet arbitre souverain. C'est lui, en effet, qui fait le

(1) Dès l'année 1899, et pour elle seulement, ont été enregistrées 2.000 morts par accidents du travail, et 100.000 indemnités ont été servies à des victimes de ces sortes d'accidents.

premier constat de l'accident, et apporte aux blessés les premiers soins, dont l'importance n'est que trop évidente, puisque, selon le mot célèbre de Volkmann, « le premier pansement décide du sort de la blessure ». C'est lui qui, d'après l'article 11 de la loi, doit rédiger, pour le chef d'entreprise, quand le blessé n'a pas repris son travail dans les quatre jours qui suivent l'accident, un certificat indiquant « l'état de la victime, les suites probables de l'accident et l'époque à laquelle il sera possible d'en connaître le résultat définitif ». C'est encore lui qui, d'après l'article 13, sera désigné pour examiner le blessé, lors de l'enquête à laquelle se livrera le juge de paix dans certaines conditions énoncées à l'article 12, et quand ce dernier aura trouvé insuffisant le certificat de premier constat rédigé par le premier médecin. En dehors du texte même de la loi, c'est enfin lui qui devra déterminer la durée du chômage, dire à quel moment l'ouvrier peut être considéré comme guéri et est capable de reprendre son travail, enfin fixer d'une manière très précise la situation de ce dernier, pour le cas où il se produirait plus tard soit des contestations, soit une demande de revision.

Il faut enfin signaler encore un excellent résultat, bien qu'indirect, de la nouvelle législation. Elle a activé, en effet, l'étude de la question de la prévention des accidents. L'on a augmenté déjà le nombre des appareils qui, dans les métiers les plus variés, servent de sauvegarde aux travailleurs et les protègent contre les risques professionnels. Certaines Compagnies d'assurances exigent souvent la présence de ces appareils dans les usines, les chantiers ou les mines. Enfin, il est très sérieusement question de fonder, au

Conservatoire des arts et métiers, un musée de préservation des accidents du travail.

Mais, ces hommages une fois rendus, nous sommes obligé à plusieurs constatations, et, tout d'abord, à exprimer un regret : les bénéficiaires de la loi, poussés soit par leur mauvaise nature humaine, soit par leur famille et tout leur entourage, soit encore et trop souvent par de louches individus que l'on nomme des agents d'affaires et que l'on voit accourir dès l'annonce d'un accident du travail, ont naturellement tout aussitôt trahi la pensée généreuse des auteurs de la loi, et provoqué, à propos des plus légers accidents, de tels abus et de telles exagérations, qu'ils font quelquefois regretter la peine prise pour améliorer leur sort, et qu'il est maintenant courant d'entendre les garçons de nos salles d'hôpital, bien au courant des habitudes et des défauts de leurs malades ordinaires, ne pas hésiter, dans leur langage souvent si pittoresque et imagé, à qualifier de « carottiers » la plupart des blessés du travail, simulateurs ou simplement exagérateurs (1), qui sont admis dans leurs services.

Les médecins d'assurances, croyons-nous, sont les seuls à connaître tous les abus que provoque l'appât d'une indemnité garantie par contrat, et une statistique, que nous voudrions croire exagérée, évalue de 20 à 40 p. 100 des cas d'accidents du travail traités, le total de ceux qui ont pro-

(1) La simulation d'un état pathologique qui n'existe pas est très rare, mais la simple exagération est d'une fréquence véritablement honteuse, bien qu'aucunement extraordinaire ; chaque malade est, en effet, naturellement porté à amplifier ses maux, surtout s'il doit en résulter pour lui le paiement d'une indemnité.

voqué, soit un chômage absolument abusif (20 p. 100), soit un chômage relativement abusif (30 à 40 p. 100, en y comprenant celui dû aux petites lésions peu graves et sans importance).

Il est évidemment bien tentant de prolonger au delà du nécessaire le farniente dont permet souvent de jouir le demi-salaire payé pendant toute la durée d'une pseudo-incapacité temporaire (certains ouvriers, dont les besoins sont peu pressants, célibataires, jeunes gens, préfèrent même beaucoup cet état à celui du travail à plein salaire), mais le moyen employé pour y arriver n'en est pas plus honnête ni plus recommandable (1). Si l'application de la loi subit un jour certaines déviations qui pourraient être dues à l'affluence des accidents du travail signalés, les ouvriers, qui, dans ce cas, en éprouveraient beaucoup de dommage, pourront s'accuser eux-mêmes (au moins les coupables, car là aussi les innocents paieront bien souvent pour les autres) de la situation spéciale qu'amènent toujours les abus, quels qu'ils soient.

Il nous faut maintenant reconnaître aussi que tout est loin d'être pour le mieux dans le texte et dans les résultats de la loi de 1898, et qu'à plusieurs points de vue elle présente de graves imperfections.

Nous citerons d'abord le caractère draconien d'une telle législation à l'adresse des chefs d'entreprise, qui sont trop durement atteints par elle, et trop souvent acculés à

(1) Cette constatation est d'autant plus pénible, que trop souvent l'indemnité, instituée dans un noble but de prévoyance, sera employée par le blessé pour satisfaire une hideuse passion alcoolique, au détriment de sa guérison, qui se trouvera ainsi indéfiniment retardée.

brève échéance à la faillite, ou tout au moins soumis à de très lourdes charges, par suite de la responsabilité qui leur incombe de tous les accidents se produisant dans leurs établissements. Ajoutons qu'il est probable que, lors d'une revision, paraissant inévitable, de l'article 4 de la loi, les patrons seront tenus à des sacrifices pécuniaires plus lourds encore.

Les assurances contre les accidents du travail sont heureusement venues combler une lacune dont la nécessité s'est du reste fait sentir de suite ; mais, sans elles, les chefs d'entreprise seraient toujours tenus d'adopter une mesure déplorable aux points de vue social et moral, et qu'ils n'adoptent déjà malheureusement que trop souvent : nous voulons parler du renvoi de tous les ouvriers âgés, malingres, tarés ou chargés de famille (1), à cause des trop grands risques que fait subir à leurs finances la présence chez eux de ces différentes sortes d'ouvriers. Peut-être même arriveront-ils un jour, et ce serait presque justice (en se plaçant à leur point de vue), à exiger de chacun de leurs employés une sorte de livret sanitaire personnel, qui renfermerait toute l'histoire pathologique des sujets ; cette mesure, pour le dire tout de suite, serait presque impossible à adopter, car la question du secret professionnel viendrait naturellement apporter beaucoup d'obstacles à sa réalisation.

(1) Pour ces derniers, la mesure est d'autant plus immorale qu'elle constitue une prime honteuse, mais presque inévitable, à l'inconduite; l'ouvrier, voyant qu'on l'emploiera d'autant moins qu'il sera marié et aura plus d'enfants, cessera de se marier et d'avoir des enfants ; il se contentera de l'union libre. Ce n'est pas cela qui constituera un progrès pour la lamentable dépopulation de la France.

Du reste, la plupart des Compagnies d'assurances, qui naturellement au début manquent de documents pour établir solidement les conséquences pécuniaires des accidents du travail, et en déduire les taux rationnels de leurs tarifs, entrent déjà dans la voie d'importantes augmentations (de 20 p. 100 et plus) sur les chiffres primitivement fixés; les clauses de leurs polices le leur permettant, elles s'empressent d'en résilier beaucoup dès les premiers accidents, toujours pour les mêmes motifs; enfin, il est permis d'entrevoir le temps où elles exigeront, à intervalles plus ou moins rapprochés, des visites médicales qui leur permettront de découvrir souvent des affections latentes mettant les ouvriers en état de moindre résistance, et d'établir un tarif spécial pour ceux que l'on pourrait appeler des « candidats pathologiques ».

Nous irons même plus loin, et ne croyons pas exagérer en prédisant, avec beaucoup d'autres, à échéance plus ou moins proche, l'avènement d'un état de choses que le législateur n'a certainement pas cherché : l'ouvrier devenant la victime de la loi cependant faite pour améliorer sa situation.

Et, en effet, du flot montant des dépenses occasionnées par les accidents du travail, ne résultera-t-il pas une sorte de décadence d'un certain nombre d'industries, préjudiciable pour les ouvriers au moins autant que pour les patrons ?

Telle est la situation, si triste qu'elle soit, qui démontre que le vieux proverbe : « qui trop embrasse mal étreint » est toujours vrai, et que les meilleures intentions arrivent souvent aux plus fâcheux résultats, surtout quand les intéressés profitent de ce que l'on fait quelque chose en leur faveur pour essayer d'obtenir toujours plus encore, et cela dans des proportions trop souvent abusives.

En un mot, c'est donc là un fait évident : la loi a été établie avec l'unique préoccupation de protéger les intérêts de l'employé, quand bien même ce ne serait possible qu'à la condition de sacrifier ceux du chef d'entreprise : vice fondamental à notre avis.

Mais le plus grave reproche, qu'avec beaucoup d'autres nous nous permettrons de formuler vis-à-vis de la loi, consiste dans toutes les lacunes et les imperfections qu'elle présente, et qu'une expérience de plusieurs années déjà montre chaque jour plus évidentes, mais que notre sujet ne nous permet pas d'aborder pour la plupart; lacunes dues, pour beaucoup, à la longueur et à la passion de la discussion, ainsi qu'aux transactions entre projets contradictoires dont la loi a été le résultat.

C'est ainsi que, bien qu'intitulée « loi concernant les responsabilités des accidents dont les ouvriers sont victimes dans leur travail », elle ne donne même pas une définition exacte de l'accident du travail.

C'est ainsi que, par suite de l'absence d'indications précises concernant un certain nombre de points de détail plus ou moins importants, il s'est élevé dans toute la France des contestations sans nombre, concernant l'application de la loi, et sur lesquelles la jurisprudence a été appelée à donner son avis (1). Comme nous le dirons dans le courant

(1) Il est du reste probable que, même après revision législative, ces contestations ne disparaîtront pas entièrement; leur fréquence diminuera seulement, mais dans de notables proportions.

de cette thèse, les jugements rendus çà et là ont été assez souvent contradictoires, et il est malheureux que, dans des questions aussi importantes, intéressant à la fois le patron et l'ouvrier, la solution du conflit puisse varier suivant que ses causes se seront produites à tel ou tel endroit ; il est également très regrettable de constater que, par suite d'anomalies auxquelles un texte ambigu permet de se produire, l'avantage de l'ouvrier, dans certaines conditions, consiste à être malade.

En un mot, la mise en vigueur de la loi est encore loin d'être complète, à cause de la difficulté que l'on éprouve à trouver la solution de tous les problèmes qu'elle soulève.

Il est enfin à remarquer combien la loi, malgré toutes les marques de grande sollicitude qu'elle témoigne aux blessés du travail, s'occupe peu, on peut même dire point du tout, de l'organisation des soins auxquels ces derniers ont absolument droit. Elle se contente de formuler sèchement en quelques mots les dispositions qui ont été reproduites plus haut, supposant que toutes les questions discutables seront réglées par un texte évidemment trop simple, mais qu'elle semble néanmoins considérer comme suffisant.

Nous avons pensé qu'il serait peut-être intéressant de rechercher quelles devraient être les conditions de l'organisation des soins à donner aux blessés du travail, et d'exposer, dans cette thèse, ce qui a été fait jusqu'à l'époque actuelle, et ce que l'on pourrait faire dans l'avenir, tant au point de vue juridique qu'au point de vue médical, concernant un point spécial du traitement de ces blessés : celui de leur hospitalisation.

Mais, avant d'entreprendre ce travail, et au moment de terminer nos études officielles, nous avons à cœur d'adresser un remerciement ému à tous les maîtres qui nous y ont guidé, en nous prodiguant toujours leurs excellentes leçons et leurs sages conseils.

M. le docteur Reclus nous initia aux premiers éléments de la clinique chirurgicale. Qu'il veuille bien agréer l'hommage de notre reconnaissance pour le zèle dont il fit toujours preuve dans l'instruction de ses élèves.

M. le docteur Oulmont voulut bien nous accueillir auprès de lui en qualité d'externe de première année. Nous n'oublierons pas les conseils si éclairés, les avis de clinique journalière toujours si intéressants qu'il ne cessa de nous prodiguer, et lui adressons de sincères remerciements pour la part de connaissances médicales que nous lui devons.

Le souvenir d'une excellente année passée auprès de M. le docteur Nélaton est pour nous toujours agréable. Comment oublier son amabilité, sa bienveillance, sa compétence en tout ce qui concerne la clinique chirurgicale? Aussi sommes-nous heureux d'attester ici une franche gratitude à son égard, et la bonne fortune que nous avons eue d'accomplir sous sa direction notre seconde année d'externat.

Il nous a été donné de devenir pendant quelques mois l'élève de M. le docteur Louis Rénon ; pendant cette période, nous avons pu apprécier, en même temps que son extrême affabilité, sa remarquable érudition et sa haute valeur médicale ; qu'il veuille bien recevoir l'assurance de l'excellent souvenir que nous gardons du temps trop court passé auprès de lui.

C'est aussi avec le plus grand plaisir que nous remercions MM. les docteurs Dufour, Legueu et Boulloche, qui remplacèrent pendant les périodes de vacances nos maîtres dans les hôpitaux, et à la compétence desquels nous sommes heureux de rendre hommage.

M. le docteur Brindeau voulut bien récemment nous accueillir auprès de lui, et nous faire ainsi profiter des excellents conseils que lui inspirait une remarquable science clinique de l'art obstétrical ; qu'il nous soit permis de lui exprimer toute notre gratitude, non seulement pour son enseignement, mais aussi pour l'extrême bienveillance que tous s'accordent à lui reconnaître.

Nous adressons maintenant un souvenir ému à la mémoire de deux de nos maîtres les plus vénérés.

M. le docteur Gingeot guida nos premiers pas dans les hôpitaux, et nous enseigna les éléments de la clinique médicale ; en raison de la solide amitié qu'il portait à l'oncle, il prodigua toujours au neveu les marques de la plus paternelle sollicitude. Nous ne l'oublierons jamais.

Ce fut, au contraire, pour notre dernière année d'externat, que nous était réservé l'honneur de devenir l'élève de M. le docteur Rendu. Ce maître incomparable du diagnostic et de la clinique médicale était le type de l'homme de devoir dans toute l'acception du mot. Nous nous rappellerons toujours la conscience absolue qu'il mettait dans l'accomplissement de sa profession, l'exactitude et la régularité qu'il apportait à ses visites du matin à l'hôpital, s'arrêtant chaque jour, même le dimanche, au lit de chaque malade. Aussi, ne croyons-nous pas pouvoir mieux faire que d'essayer de prendre pour modèle, dans l'exercice de notre vie professionnelle, un tel maître tant regretté.

Une dette de reconnaissance, bien agréable à acquitter, est encore due par nous à notre oncle, M. le docteur Henri Dauchez, ancien chef de clinique adjoint à la Faculté. Pendant le cours de nos études médicales, il voulut bien à chaque instant, en nous y dirigeant et en nous entourant de ses sages conseils, remplacer auprès de son neveu un père bien regretté; aussi est-ce avec le cœur plein de reconnaissance que nous lui adressons les remerciements émus auxquels il a droit.

Qu'il nous soit permis d'exprimer aussi toute notre gratitude à M. le docteur Thoinot, qui nous inspira le sujet de cette thèse, et nous prodigua à son sujet les conseils les plus éclairés.

De même, M. le docteur Paul Thiéry nous fit profiter, en même temps que de très judicieux avis, d'intéressantes observations et statistiques recueillies par ses soins ; nous le prions de vouloir bien accepter l'expression de nos sincères remerciements.

M. le professeur Brouardel nous a fait le grand honneur d'accepter la présidence de notre thèse ; nous sommes heureux de lui adresser à cette occasion l'hommage de notre respectueuse reconnaissance.

CHAPITRE PREMIER

L'hospitalisation en général. — Ses avantages. — Ses abus dans le cas particulier des victimes des accidents du travail.

Quand un accident grave vient de se produire, blessant sur la voie publique une personne d'un état social quelconque, deux hypothèses sont réalisables, concernant le lieu où la victime devra subir le traitement nécessité par son état. Si elle le demande, et si la lésion dont elle a été frappée n'est pas assez grave pour exiger d'urgence la seconde combinaison, elle sera transportée à son domicile particulier, où elle recevra les soins du médecin de son choix. Dans le cas contraire, elle sera dirigée sur un hôpital où l'organisation se prête mieux que partout ailleurs aux nécessités d'un traitement pressant, minutieux et quelquefois très délicat.

Les deux mêmes hypothèses se retrouvent quand il s'agit d'un ouvrier qui a été blessé par le fait du travail ou à l'occasion du travail, avec cette différence toutefois que les frais du traitement sont mis à la charge du patron ; dans le cas de transport à domicile, les soins sont donnés soit par le médecin envoyé par le chef d'entreprise, soit par celui que désigne la victime ; mais, très souvent, et pour des raisons multiples, ce n'est pas chez lui que sera traité l'ouvrier.

L'hospitalisation des accidentés du travail, dans les villes et dans les centres industriels importants où existent des hôpitaux généraux (nous ne parlons pas à dessein des campagnes ou des centres trop peu populeux pour nécessiter l'existence d'un établissement d'assistance publique), est extrêmement fréquente.

Et, de fait, ce système, pris en lui-même, présente de nombreux avantages qu'il est facile et juste de reconnaître. Sans parler du dévouement dont fait preuve, à l'égard des malades, la plus grande partie du personnel hospitalier, et auquel tous les médecins sont heureux de rendre hommage, il est une chose certaine : c'est que les pensionnaires des hôpitaux retirent généralement, des soins qu'ils reçoivent dans ces établissements, un profit plus grand, et, par conséquent, une guérison plus rapide, que ce qu'ils pourraient espérer obtenir d'un traitement dirigé à domicile.

A quoi sont dus ces heureux résultats ? A un certain nombre de causes, au premier rang desquelles il nous est agréable de citer les remarquables qualités que présentent, au point de vue médical et professionnel, les chefs de service, médecins et chirurgiens des hôpitaux. Cette situation si enviée, mais extrêmement délicate à occuper à cause des difficultés sans nombre qui l'entourent, ne peut être confiée qu'à des hommes de choix ; et, de fait, tous ceux qui ont eu l'honneur de participer, de près ou de loin, à leurs travaux et à leurs études, sont unanimes à reconnaître, en même temps que leur valeur indiscutable, le dévouement que tous apportent dans l'accomplissement de leurs fonctions.

De plus, ils sont secondés d'une façon supérieure, et remplacés à l'occasion, par un corps d'internes dont les difficiles concours passés avec succès attestent la compétence et les mérites, et qui trouvent dans l'hôpital un livre toujours ouvert pour leurs études et leurs recherches scientifiques.

Cette partie purement médicale du personnel en appelle forcément, pour le côté matériel des soins à donner, une autre qui sera chargée d'appliquer à chacun le traitement ordonné par le chef de service. Le mouvement quelquefois considérable d'entrants et de sortants qui se produit chaque jour dans les salles de nos hôpitaux, dans les services de chirurgie surtout, la diversité des cas pathologiques qui ont passé sous leurs yeux et auxquels ils ont été appelés à donner des soins, ont fait de tous ces infirmiers des sortes de « médecins auxiliaires » qui, mis à part le côté scientifique et médical de la question, apportent aux chirurgiens le concours le plus précieux et le plus efficace.

C'est ainsi qu'un certain nombre de pansements, même sérieux, peuvent leur être confiés, avec la certitude qu'ils seront bien faits; c'est ainsi que, pour ne citer que ces quelques exemples, ils peuvent très souvent être chargés de la confection des divers appareils plâtrés, silicatés, à extension continue, etc., que les chirurgiens emploient pour le traitement de leurs malades.

Dans les salles de médecine, leurs services, tout en étant

également très estimés, sont cependant moins apparents, car la partie « main-d'œuvre » y est naturellement beaucoup moins importante.

A tous ces avantages concernant le personnel hospitalier, s'en joignent d'autres, fort appréciables aussi pour les malades, et consistant dans l'organisation toute spéciale que possèdent naturellement, au point de vue du traitement et des soins à donner, surtout en cas d'urgence, les établissements publics officiellement chargés de ces soins.

Nous n'avons pas à décrire ici l'administration et le fonctionnement si compliqués d'un de ces grands établissements. Qu'il suffise de signaler, concernant les excellentes conditions dans lesquelles s'y présente la direction d'un traitement, l'existence de ces superbes salles d'opérations chirurgicales, dotées de tous les perfectionnements dus à la science moderne, et dans lesquelles sont réunis tous les éléments auxquels l'on doit en partie les succès opératoires obtenus.

Si l'on compare maintenant la situation faite, à l'hôpital, aux malades qui viennent lui demander ses soins, avec celle qui les attend dans leur intérieur familial, il est facile de conclure que, vu la position sociale qu'occupent généralement ces malades, le temps de leur hospitalisation leur sera plus profitable qu'un traitement de même durée, peut-être même plus long, dirigé chez eux.

Comment, en effet, y seraient-ils soignés ? Dans quelles conditions pourraient s'organiser des soins à domicile ? Mis à part le dévouement et la bonne volonté dont on peut supposer capable l'entourage des malades, il est certain qu'il manquera souvent à ce dernier l'intelligence et les connaissances nécessaires pour mener à bien le traitement. Puis, le logement sera-t-il assez sain ? Ne sera-t-il pas trop privé d'air, surtout s'il y a de nombreux enfants et peu de place ? En un mot, l'hygiène sera-t-elle suffisante ? Et, de plus, en cas d'urgence, l'éloignement des secours médicaux ne sera-t-il pas un obstacle des plus graves, assez sérieux quelquefois pour empêcher toute idée de traitement à domicile ?

Tels sont donc, brièvement résumés, les avantages que présente en lui-même le système de l'hospitalisation, examiné au point de vue de l'intérêt des malades.

Il présente bien également d'assez nombreux inconvénients, mais leur étude n'intéresse aucunement le sujet de ce travail. Qu'il suffise de dire qu'au point de vue du droit strict, on peut se demander si l'ouvrier qui est hospitalisé jouit de la faculté que lui donne la loi de choisir le médecin en qui il a confiance. (Il est vrai que, sauf cas d'urgence absolue, il lui est toujours loisible de refuser son transport à l'hôpital, quand même ce refus devrait lui être préjudiciable.)

Mais, malgré les avantages spéciaux que nous venons de signaler, une grave question s'est posée, soulevant autour d'elle une discussion dont les débats ne sont pas encore sur le point d'être clos.

L'on s'est demandé avec raison si les ouvriers victimes d'accidents du travail avaient le droit d'être admis dans les salles hospitalières, pour y subir le traitement nécessité par leur état ; s'il n'y avait pas, au point de vue social, une différence totale, véritable barrière infranchissable, entre les indigents ordinaires, clients habituels de l'hôpital, pour qui du reste l'idée de ce dernier a été conçue et mise à exécution, et les accidentés du travail, quelle que soit du reste par ailleurs leur situation particulière, spéciale à chacun d'eux.

Nous tenons à dire de suite que nous penchons sans hésitation vers l'idée de refuser absolument la porte de l'hôpital commun à cette nouvelle catégorie de malades.

Quel droit ont en effet ces derniers à venir partager avec les pauvres le droit à l'assistance hospitalière qui, a priori semble exclusivement réservée à ces derniers ? Ou plutôt de quel droit se prévalent les patrons, les chefs d'entreprise, les Compagnies d'assurances, en un mot tous ceux que la loi de 1898 a institués responsables des accidents du travail et de leurs conséquences, pour demander, en faveur de leurs blessés, aux administrations hospitalières, et, pour tout résumer, aux contribuables, des soins auxquels ils ne devraient pas pouvoir prétendre ?

Ce droit, il semble que la plus élémentaire équité le leur refuse ; la loi a créé en effet une situation toute nouvelle, puisque, d'une classe d'ouvriers généralement peu aisée, souvent même pauvre, elle en a fait une autre légalement non indigente ; en reconnaissant et en consacrant un principe nouveau, celui du risque professionnel et de la responsabilité patronale, elle a tenu à bien spécifier qu'elle considère les employeurs comme des chefs de famille ou comme des tuteurs légaux, possédant la direction et tenus à la sauvegarde de tout le personnel travaillant chez eux, et que, dans ces conditions, ils doivent répondre, au point de vue juridique, des accidents qui surviennent dans leurs ateliers ou dans leurs chantiers par le fait du travail ou à l'occasion du travail ; elle met à leur charge, non seulement les indemnités ou rentes qui devront être servies aux victimes, mais encore les frais médicaux, pharmaceutiques ou funéraires que nécessiteront les conséquences fâcheuses desdits accidents.

Or, comme le législateur n'a certainement jamais songé à considérer les patrons comme des indigents, comme, d'un autre côté, il a substitué leur personnalité solvable à celle des ouvriers qui très souvent ne pourrait pas l'être, on ne voit pas trop comment ils peuvent prétendre encombrer les salles des hôpitaux communs, de malades à qui elles ne sont pas destinées, de malades aisés (au moins légalement), de malades payants en un mot.

Nous avons eu trop souvent sous les yeux le lamentable spectacle de malheureux blessés venant solliciter un lit d'hôpital, et à qui le manque de place obligeait à opposer une fin de non-recevoir; nous avons trop souvent déploré de voir congédier et rendre à leurs propres forces des malades hospitalisés, mais qui auraient encore eu fort besoin d'un notable supplément de traitement et d'un séjour plus prolongé pour parachever leur guérison et arriver à une complète *restitutio ad integrum* ; et tout cela, pour laisser leur place peut-être à la victime payante d'un traumatisme professionnel.

Et, en constatant ces faits très regrettables, nous nous étions toujours demandé comment les administrations hospitalières, en face d'une pareille situation, consentaient encore à accorder leurs lits aux blessés par accidents du travail, dont le traitement aurait très bien pu et même dû être fait autre part que dans la maison du pauvre; nous ne comprenions pas, en un mot, pourquoi on volait aux indigents le droit à l'hôpital, pour l'accorder à des malades aisés, sinon par eux-mêmes, du moins par leurs représentants. D'autant plus que tout cela constituait une véritable dérivation illégitime des deniers publics, fournis soit par les contribuables dans un but déterminé, soit souvent même par des personnes charitables, qui voyaient ainsi violer leurs intentions, et faire de leurs fonds un emploi bien différent de celui qu'elles leur assignaient dans leur esprit.

Cette énigme, nous en avons bientôt compris le sens, en constatant en même temps avec regret que bien peu parmi les intéressés se rendaient compte de leur devoir, aussi bien parmi les médecins et les administrations hospitalières, que parmi les patrons ou les Compagnies d'assurances responsables.

Voyons d'abord quels torts peuvent avoir les membres du corps médical en envoyant à l'hôpital les victimes du travail.

On a accusé les médecins, d'assurances ou autres, d'avoir une tendance presque inévitable, et dans tous les cas intéressée et narquoise, à diriger vers les établissements d'assistance publique, et dans d'autres mains que les leurs, une clientèle spéciale qui, pour peu de bénéfice, les fatiguerait de visites longues, nombreuses, sans intérêt, presque indifférentes, souvent même désagréables ; de se débarrasser ainsi, en passant la main à leurs collègues des hôpitaux, de malades presque totalement improductifs pour eux, ou au moins l'étant assez pour leur faire refuser la direction de leurs traitements. Ces médecins s'appuient du reste sur le peu de goût et d'attrait qu'ils éprouvent à se charger de la plupart des opérations de petite chirurgie, et sur l'insuffisance de leur compétence dans tout ce qui concerne les affaires chirurgicales en général.

La fâcheuse tendance signalée par cette critique existe en réalité ; elle mérite un blâme sévère, mais il faut avouer qu'elle est bien naturelle, d'autant plus que, très souvent, il s'y joint la pensée des avantages réels de l'hospitalisation. L'on hésite même à formuler contre elle quelque reproche, car tout médecin soucieux de la vérité peut se demander ce qu'il ferait dans les mêmes circonstances ; tout en reconnaissant avoir absolument tort de se refuser à secourir personnellement son semblable, ne ferait-il pas comme beaucoup d'autres, et aurait-il raison d'adresser des critiques à des collègues, s'il n'était pas certain de ne pas les imiter à l'occasion ? Néanmoins l'argument est très sérieux, et il est à souhaiter que peu de médecins s'exposent à se voir adresser un tel reproche, dans ce qu'il a de mérité.

En outre, et c'est là une faute d'indiscrétion professionnelle grave, on a accusé avec raison un certain nombre de membres du corps médical d'une sorte d'indélicatesse vraiment très blâmable. N'ayant aucun goût à s'occuper de malades qui leur rapportent si peu, pour tant de peines et de temps dépensés, ils commencent par en tirer tout ce qu'il est possible d'en tirer ; c'est ainsi qu'ils ne refusent pas au début leur assistance à un blessé, parce qu'ils sont assurés de toucher les honoraires, relativement élevés, bien que minimes en fait, représentés par la première visite avec premier pansement, et aussi par les certificats, de premier constat ou autres, dont on peut lui demander la délivrance. Puis, aussitôt terminés ces quelques petits travaux relativement lucratifs, ils se débarrassent du malade en le dirigeant sur l'hôpital, sous le fallacieux prétexte « qu'il y sera mieux soigné que par eux ».

Cette manière de faire est complètement dépourvue de dignité, elle a droit à toutes les critiques, et nous regrettons que sa fréquence soit une des causes qui contribuent à encombrer, autant qu'elles le sont, nos salles hospitalières.

A leur tour, les administrations des établissements d'assistance publique ont bien leur part dans la vicieuse organisation qui a provoqué tant d'abus.

Pourquoi, en effet, ont-elles consenti, ou plutôt n'ont-elles pas énergiquement refusé l'accès de leurs salles aux accidentés du travail ?

On doit dire tout d'abord qu'au début, alors qu'aucune discussion de ce genre n'avait jamais été soulevée, leur hospitalisation semblait à tout le monde très naturelle. Personne n'ayant eu l'occasion d'en constater toutes les exagérations, il n'était pas étonnant de voir les administrations imiter l'opinion publique, et ne pas trouver singulier d'entendre solliciter d'elles l'admission de ces malades d'un nouveau genre.

Mais, depuis, les idées ont marché, des discussions ont été ouvertes. Comment peut-on donc expliquer la persistance de leur attitude ?

Il y a d'abord la célèbre routine administrative. Pourquoi changer ? Pourquoi cesser de faire une chose qu'on a toujours faite sans grands dommages, au moins en apparence ?

Puis, on peut en trouver une raison, ou plutôt un mauvais prétexte, dans la tentation toute naturelle qu'éprouvent les commissions hospitalières à accroître autant qu'elles le peuvent, quand elles en rencontrent l'occasion, leurs budgets bien souvent trop modestes. Se rendant exactement compte de l'étroitesse de leurs ressources, elles ont tendance à accueillir avec une satisfaction non déguisée les malades payants quels qu'ils soient, et, parmi eux, les accidentés du travail.

Dès l'abord, il semble bien difficile de prétendre empêcher cet abus. Il faudrait pour cela changer l'orientation des idées, et convaincre l'opinion publique de la vérité d'un principe qui n'aurait cependant pas dû être oublié : l'hôpital réservé aux indigents, et les soins donnés toujours gratuitement à ces derniers seuls. Ce principe a cependant été laissé de côté, puisqu'on a toléré et qu'on tolère encore des malades payant une somme quotidienne, représentant le prix de journée, c'est-à-dire étant en mesure, avec cette même somme, de se faire traiter ailleurs que dans la maison d'assistance des pauvres. Quand cette idée sera redevenue l'axiome qu'elle était auparavant et qu'elle a malheureusement cessé d'être, il n'y aura plus d'hésitation à refuser un lit d'hôpital à tout malade qu'une enquête sera toujours à même de montrer solvable, et l'on ne tardera pas à voir disparaître l'abus que nous déplorons.

C'est pour ces mêmes raisons que, en attendant la réalisation d'un mode de traitement idéal des victimes des accidents du travail, nous allons sembler nous contredire en partie, mais sembler seulement, car les idées qui vont être émises ne concernent qu'une période transitoire, comprise entre le moment actuel et le jour tant attendu, mais peut-être chimérique, où aucun blessé par accident professionnel ne sera plus, sauf cas d'urgence, admis à l'hôpital commun.

Nous critiquions à l'instant, en ne considérant que la situation présente, les commissions administratives d'accepter dans leurs salles, moyennant un certain tarif, des malades non indigents. Maintenant, sans changer d'idée, mais ne regardant que le but à obtenir, nous en venons à leur conseiller, non pas de recevoir ces malades, mais, quand elles les recevront, d'augmenter d'une manière si exagérée le prix de journée, que l'intérêt des responsables conseillera à ceux-ci d'assurer, autre part qu'à l'hôpital, le traitement de leurs blessés.

Et ceci nous amène à examiner quels abus ont faits de l'hospitalisation les patrons et les Compagnies d'assurances.

En province, les administrations se sont généralement contentées, au début (nous verrons plus loin que, dans la suite, de nombreuses réformes ont été opérées), de leur réclamer un prix de journée calculé d'après le prix de revient ordinaire, c'est-à-dire des sommes absolument dérisoires ; c'est ainsi que, suivant les régions, ce prix variait de 2 fr. 25 à 2 fr. 65 et 3 fr. ; souvent même, il était inférieur à ces sommes. La modicité de ce tarif semble d'autant plus ridicule, ainsi que le fait remarquer M. le docteur Reynès, chirurgien des hôpitaux de Marseille, qu'il comprend tous les frais se rattachant aux traitements;

il a été calculé en divisant, par le nombre annuel de journées de malades, le total de toutes les dépenses engagées par l'administration. On ne peut donc même pas excuser une telle modicité en disant que dans cette estimation les frais médicaux et pharmaceutiques ne sont pas comptés ; ils le sont, mais au tarif des indigents.

Or, ce dernier étant calculé exclusivement dans un but de statistique, pour pouvoir être à même d'hospitaliser d'autant plus de malades que le prix de revient d'une journée sera moins grand, on ne doit pas étendre de tels avantages à des blessés qui peuvent payer. L'on n'a pas le droit de « détourner ainsi le bien des pauvres de son affectation légale, et cela au profit de patrons plus qu'aisés, de collectivités puissamment riches, ou de Compagnies d'assurances qui ne songent qu'à augmenter leurs capitaux. Avec l'argent des pauvres, on ferait ainsi la charité à des millionnaires ! » (Reynès.)

A Paris, la situation présente une anomalie des plus singulières. Au début, probablement alors que le cas n'avait pas été prévu, les accidentés du travail étaient admis et soignés dans les établissements de l'Assistance publique à titre absolument gratuit, tout comme les malades ordinaires ; ce n'est que sur les réclamations de nombreux membres du corps médical, et dont la parfaite légitimité fut reconnue, que l'on se décida à réclamer quelque chose aux chefs d'entreprise où à leurs représentants.

Mais, et c'est là le point critiquable de l'affaire, alors que les malades payants quelconques (habitants de la province, par exemple) admis par faveur à être soignés à l'hôpital dans les services de chirurgie, se voient réclamer une somme quotidienne de 5 francs, l'Assistance publique se contente d'un versement journalier de 2 fr. 50 pour le traitement des accidentés du travail ; elle a réduit pour ceux-ci son prix de moitié, alors que la somme de 5 francs elle-même est évidemment loin de représenter tous les frais d'un traitement délicat et minutieux avec tous les accessoires qu'il comporte (frais médicaux, pharmaceutiques, objets de pansements, appareils, logement, garde, nourriture, blanchissage, chauffage, éclairage, etc.).

Jusqu'à l'époque actuelle, il ne lui a pas été permis de réclamer un versement quotidien plus considérable. Pourquoi ? Peut-être parce que la loi ne parle que de frais médicaux et pharmaceutiques (2 fr. 50 payés par le patron) et ne dit rien des dépenses générales d'hospitalisation (les autres 2 fr. 50 complétant la somme de 5 francs). Nous lisons d'autre part, sous la signature de M. le docteur Reynès :

« Ce tarif de 2 fr. 50 a été approuvé par un arrêté en date du 12 janvier 1901, après entente de l'Administration avec un certain nombre de chefs d'entreprise et de Compagnies d'assurances, dont les prétentions furent consignées dans un rapport présenté par MM. Devilette et Jouanny. Ces Messieurs, après avoir examiné le budget de l'Assistance parisienne, évaluaient à 1 fr. 75 par jour le montant des frais pharmaceutiques et médicaux afférents au traitement des malades dans les hôpitaux de la capitale.

« L'Administration fit observer cependant que le traitement des malades dans les services de chirurgie était plus dispendieux que dans les services de médecine. Or, les victimes d'accidents du travail sont généralement hospitalisées dans les salles de chirurgie. La différence, en sus du prix moyen du traitement dans les services de chirurgie, fut évaluée à 0 fr. 75. Cette somme fut ajoutée à celle de 1 fr. 75 proposée par les patrons et les Compagnies d'assurances. Ainsi on obtint le chiffre de 2 fr. 50, fixé par l'arrêté du 12 janvier 1901. »

Ce tarif, bien que provisoire d'après les termes mêmes de l'arrêté, dure toujours. Du reste, il a subi de nombreuses fluctuations au Conseil de surveillance, et n'est probablement pas définitif.

Quoiqu'il en soit, en face de la certitude de voir leurs blessés soignés dans d'excellentes conditions par des praticiens consommés, en présence de l'agrément qu'ils éprouvent naturellement à voir se réduire ainsi dans de notables proportions la dispendieuse période de non-consolidation, en présence enfin des très appréciables économies que leur procure le système de l'hospitalisation, il n'est pas étonnant que ceux qui payent aient cherché à payer le moins possible, et saisi avec empressement l'occasion qui leur était offerte ou plutôt ne leur était pas refusée.

Et, de cette occasion, ils ont naturellement tout aussitôt, non seulement profité, mais aussi abusé. Sans tenir un grand compte de la faculté que laisse la loi aux accidentés du travail de se faire soigner par le médecin de leur choix, ils ont pris l'habitude d'envoyer à l'hôpital commun, non pas seulement leurs ouvriers gravement blessés dont l'état nécessite d'urgence un mode de traitement énergique et aisonné, mais également ceux dont les lésions sont peu sérieuses et pourraient dans d'aussi bonnes conditions être soignées à leur domicile particulier par leur médecin ou par celui du répondant légal. L'hospitalisation, pour eux, est devenue un principe. Les salles de chirurgie sont souvent encombrées de ces victimes ou pseudo-victimes d'accidents du travail, qui y occupent en somme une place à laquelle ils n'ont absolument pas droit.

Plusieurs administrations hospitalières, en présence d'un état de choses aussi abusif, ont pensé que rien ne les empêchait de se montrer plus exigeantes, et elles ont pris l'initiative de réclamer des prix de journée plus ou moins majorés, mais toujours identiques, pour la nouvelle catégorie de clients qui leur était adressée.

Les responsables n'ont pas trouvé la chose à leur goût, ils ont engagé de nombreux procès. La question intéressant en somme la plupart des classes de la société, on en parla à la tribune du Parlement au cours de la discussion qui eut lieu en 1901 à la Chambre, concernant les modifications à apporter à la loi du 9 avril 1898. Dans la séance du 23 mai de cette année, MM. Louis Ricard, président de la Commission d'assurance et de prévoyance sociales, et Fernand David, député, signalaient et critiquaient devant leurs collègues la tendance de certains hôpitaux à élever leurs tarifs quand on leur confiait les victimes d'accidents du travail. M. Millerand, ministre du Commerce, prenait alors l'engagement, devant la Chambre, d'attirer spécialement sur cette question l'attention du Président du Conseil, M. Waldeck-Rousseau.

Une circulaire aux préfets des départements, relative aux frais d'hospitalisation, que fit paraître ce dernier le août 1901, réglementait la situation telle que la comprenaient les pouvoirs publics.

« J'ai l'honneur de vous faire observer, disait le ministre de l'Intérieur, que les établissements hospitaliers ne sont pas fondés à majorer le prix de journée dans le cas d'hospitalisation d'ouvriers victimes d'accidents du travail. La loi du 9 avril 1898 ne contient pas, à la vérité, sur ce point, des dispositions absolument précises ; mais les prescriptions édictées, en matière d'assistance à domicile, par l'article 4, donnent lieu de conclure que le tarif de l'assistance médicale gratuite doit être également appliqué en ce qui concerne l'assistance hospitalière. Si les hôpitaux ne doivent pas éprouver de dommage du fait de la loi nouvelle, on ne comprendrait pas, d'autre part, que ces établissements publics y cherchassent une source de profits. Ni préjudice ni gain, telle doit être la règle, l'équité et la raison l'indiquent.

« A ce point de vue, le prix de journée, tel qu'il est arrêté pour les malades du service de l'assistance médicale, peut être considéré comme suffisant, puisque, réglé par le préfet après avis du Conseil général, il ne peut être inférieur à la moyenne du prix de revient constaté pendant les cinq dernières années (article 24 de la loi du 15 juillet 1893).

« J'ajoute que ce prix de journée constitue en même temps un minimum nécessaire ; autrement, le patrimoine des pauvres supporterait, contre toute justice, partie d'une charge que la loi du 9 avril 1898 a entendu imposer au patron responsable (1). »

(1) Cette circulaire énonce, au point de vue des accidents du travail, une opinion contraire à celle que M. Monod, directeur de l'Assistance et de l'Hygiène publiques au ministère de l'Intérieur, exprimait dans une note du 7 novembre 1901, publiée en réponse aux démarches d'une Commission médicale professionnelle, et concernant les malades payants ordinaires : « Afin que ces malades aisés, disait cette note, ne soient pas tentés d'abuser de l'hôpital, le Conseil supérieur de l'Assistance publique veut que le prix de la journée pour les malades payants soit toujours élevé et très supérieur au prix de revient....... Afin que la Commission

D'autre part, le même avis a été exprimé, avec des arguments d'une grande valeur, par d'éminents spécialistes du droit dont il faut reconnaître le talent et la bonne foi, mais qui n'ont évidemment pas compris la question comme il nous semble qu'elle doit l'être.

Se basant sur les textes de loi déjà cités, ils ont dit qu'il était logique et équitable de calculer et de fixer de la même manière le prix de journée d'hôpital, qu'il s'agisse de la loi sur l'assistance médicale gratuite, ou de celle qui régit les accidents du travail. Car on ne concevrait pas que le chef d'entreprise, déjà surchargé et grevé de frais plus considérables qu'il ne peut en supporter, se vît traiter plus durement que les communes et soumettre au bon plaisir des commissions administratives, alors que la loi doit être égale pour tous, et que rien, ni en droit ni en fait, ne saurait justifier ou même expliquer une différence de traitement dans la clientèle des hôpitaux. On doit donc critiquer l'application aux blessés du travail d'un tarif spécial bien supérieur à celui qu'avait établi l'article 24 de la loi du 15 juillet 1893, application basée sur des motifs beaucoup plus apparents que réels, et concernant seulement cette catégorie particulière d'hospitalisés.

Mais, a-t-on encore ajouté, là ne s'arrêtent pas les critiques méritées par les commissions administratives. Celles-ci, en effet, après s'être fait verser des sommes dont le total était déterminé suivant la taxe fantaisiste qui vient d'être

administrative elle-même ne se laisse point aller à transformer l'hôpital en maison de santé, le Conseil supérieur veut qu'aucune partie de la maison hospitalière ne puisse désormais devenir payante sans l'assentiment du directeur de l'Assistance publique. »

signalée, ont réclamé aux chefs d'entreprise, en plus des. dites sommes, le paiement de frais médicaux et pharmaceutiques, qui, jusqu'alors, avaient toujours été regardés comme faisant partie de la journée de traitement, conformément à la loi ; et pour ce faire, elles se basent sur une argumentation spécieuse, ne tenant aucun compte de la circulaire de M. Waldeck-Rousseau ; elles ne se préoccupent nullement, en un mot, de rester sur le terrain de la légalité. Et, par leurs exigences, elles ont créé pour les industriels une situation très pénible, en invoquant, pour justifier leur conduite, un argument qu'elles croient pouvoir tirer de la décision du Conseil supérieur de l'Assistance publique en date du 12 juin 1902 (dont nous parlons dans un autre chapitre). Rappelons que, d'après cette décision, que l'on a accusée d'avoir été émise par une assemblée composée en majeure partie de médecins n'étant pas sans attaches avec les hôpitaux, les commissions administratives seraient justifiées à augmenter le prix de pension pour les accidentés du travail et à percevoir, en dehors des frais généraux d'entretien et d'hospitalisation, les frais médicaux et pharmaceutiques.

Les commissions se basèrent aussi sur la circulaire de M. Combes, ministre de l'Intérieur, en date du 22 novembre 1902, qui suivit la délibération dont il vient d'être parlé et citée du reste autre part. Rappelons également que, par cette circulaire, les hospices étaient autorisés à réclamer aux chefs d'entreprise, non seulement un prix de journée d'entretien arrêté annuellement par le préfet à raison de la dépense réelle, et excluant les frais médicaux et pharmaceutiques, mais aussi ces derniers frais, suivant le tarif départemental sur l'assistance médicale gratuite, ou, à défaut, suivant les usages locaux.

En suivant toujours la même argumentation, l'on a ajouté que les commissions avaient, en vertu de cette circulaire, pris des délibérations que l'autorité préfectorale s'est généralement empressée d'approuver sans mesurer les conséquences exactes de tels actes administratifs ; et qu'il suffit d'examiner les dispositions desdites délibérations, pour être convaincu qu'elles ont absolument dénaturé, au détriment de l'industrie et au profit des hôpitaux, la lettre et le sens de la décision et de la circulaire citées plus haut, et dont elles prétendent s'inspirer ; que, si la circulaire admet la ventilation dont nous avons parlé, elle n'a cependant pas voulu, en ce qui concerne l'hospitalisation des accidentés du travail, donner son approbation à une chose illégale en instituant un régime particulier et écrasant pour l'industrie, et en autorisant les commissions à faire ce que bon leur semblera et à fixer un prix de journée variable suivant telle ou telle catégorie de malades, contrairement aux prescriptions de la loi.

Or, faisait-on remarquer, c'est là cependant ce que l'on est obligé de constater ; le prix de revient d'une journée d'hôpital est actuellement, dans certaines villes, de deux à quatre fois supérieur à ce qu'il était auparavant, constituant ainsi une source abusive et arbitraire de bénéfices pour les administrations ; car elles ne se sont pas contentées de percevoir, avec les modalités indiquées par le Conseil supérieur de l'Assistance publique et la circulaire ministérielle, un prix de journée qui légalement devrait toujours être le même pour tous les hospitalisés, elles ont encore réclamé et obtenu le versement, non seulement de mémoires majorés pour la seule catégorie des victimes d'accidents du travail, mais encore des rétributions supplémentaires, toujours importantes, pour des frais qui devraient être compris dans un tarif toujours identique à lui-même et dont ils constituent un élément.

Enfin, la conclusion de cette critique fort serrée rappelle que les hôpitaux ont d'autant moins de motifs pour justifier leur conduite que la nouvelle législation a été pour eux la source de profits extrêmement sensibles. Avant l'année 1898, les blessés du travail, n'ayant pas de répondants solvables, étaient considérés comme des malades ordinaires, c'est-à-dire indigents, et plus de 75 p. 100 des frais occasionnés par leurs traitements restaient une charge pour les finances administratives ; l'apparition de la loi a changé les choses en diminuant dans des proportions très notables le passif des budgets des établissements d'assistance publique ; on ne peut donc pas plaindre les hôpitaux, puisqu'on rétribue, au moins en partie, leurs services, alors qu'auparavant l'on se contentait de les leur demander gratuitement (1).

Telle a été l'argumentation, semblant très précise, très solide et très troublante, opposée au nouveau *modus vivendi* mis en pratique dans beaucoup de points de la France.

Il faut reconnaître qu'il a peut-être été commis des abus, là comme partout, et qu'une semblable critique a une grande valeur pour la part de vérité qu'elle contient, mais

(1) *Journal des Débats*, numéro du 9 septembre 1903.

toutefois sans qu'elle arrive à faire disparaître des arguments plus sérieux encore.

La question a été mal posée, mal comprise, mal résolue. L'on est parti d'un faux point de départ, et, comme toujours, il ne s'agit que de s'entendre. Toute thèse est soutenable en effet, surtout quand elle peut s'appuyer sur une opinion identique émanant des pouvoirs publics, quand un document officiel vient la soutenir de son autorité. Celle qui est exposée ici peut, de fait, ne pas sembler exacte, si l'on ne considère que l'apparence des choses, si l'on s'en tient à une légalité brutale ; mais tout cela ne peut empêcher la justice et le bon sens d'apparaître au grand jour, quand il s'agit de faire éclater la vérité d'un axiome aussi évident que celui de : l'hôpital aux indigents.

Et c'est peut-être ici le cas et l'occasion de donner d'une manière précise la définition de ce que l'on doit entendre par le mot indigent.

Comme le fait très justement observer M. le docteur Thiéry, chirurgien des hôpitaux de Paris, dans le fort intéressant rapport sur « les abus de l'hospitalisation et des consultations gratuites à Paris », qu'il a présenté au Congrès de médecine professionnelle et de déontologie médicale de l'année 1900, la difficulté d'obtenir une définition exacte est beaucoup plus grande à Paris qu'en province, car l'on y trouve, dans une beaucoup plus grande échelle, une classe intermédiaire entre, d'une part l'indigent proprement dit, celui qui, le plus souvent, est inscrit au bureau de bienfaisance et sur l'indigence duquel on ne peut douter, et, d'autre part, le bourgeois, le riche, le fortuné, sur la situation duquel on n'hésite pas non plus.

Cette classe est celle des nécessiteux, des ouvriers, des petits employés, des personnes de petite condition en général, dont la modicité des salaires, mise en parallèle avec les frais généraux, de représentation ou autres, qu'ils sont généralement obligés de solder pour tenir leur rang, les met pécuniairement dans une situation inférieure à celle de beaucoup de petits travailleurs.

Il est évident que tous ceux qui rentrent dans cette classe, bien que n'étant pas, à proprement parler, des indigents, doivent pouvoir prétendre au droit de l'hospitalisation, et que la formule : l'hôpital aux indigents, serait avantageusement complétée de ces quelques mots : et aux malades de la classe nécessiteuse.

M. le docteur Thiéry (1) a écrit, concernant les abus de l'hospitalisation en général, des pages conçues avec la plus exacte compréhension de la réalité, et où il indique tout ce qu'il croit devoir être fait pour éviter les fautes d'une trop vicieuse organisation. Nous regrettons que notre sujet ne nous permette pas d'aborder la citation et la discussion des opinions sévères, mais justes, qu'elles contiennent et qu'anime le plus parfait bon sens.

Il suffira de signaler ici qu'elles sont une marque d'approbation, pour le cas spécial des blessés par accidents du travail, le seul qui nous intéresse particulièrement, des idées que nous voudrions voir triompher.

M. Thiéry spécifie bien que, dans son esprit, on ne peut refuser l'hôpital à un ouvrier, *sauf quand il est victime d'un*

(1) Thiéry, *Rapport sur les abus de l'hospitalisation et des consultations gratuites*. Paris, Masson, 1900.

accident professionnel; lui aussi est d'avis que ledit ouvrier rentre dans une catégorie spéciale de travailleurs, et que la situation, spéciale aussi, par laquelle est régi son cas, est d'autant plus légitime qu'elle sauvegarde tout à la fois les intérêts des employés et ceux des patrons (ces derniers, bien que durement menacés par la loi, se mettant généralement, par crainte de responsabilités trop lourdes, à couvert derrière des Compagnies d'assurances ne demandant pas un tarif trop élevé si on le compare à la quantité des risques courus).

Nous tournant maintenant vers un autre côté de la question, examinons les dommages qu'une hospitalisation à outrance a fait subir aux nombreux intéressés dans l'application de la loi.

Ce sont d'abord les membres du corps médical, qui se sont vu enlever une très notable partie des honoraires à eux rapportés par l'exercice de leur profession. Les chefs de services hospitaliers ont été lésés dans leurs intérêts, puisque, par un accord tacite, ils ont consenti à soigner gratuitement les pauvres, mais seulement eux. De même, les praticiens des villes ont assisté à la disparition progressive d'une clientèle qui, jusque-là, leur avait naturellement été fidèle, celle des travailleurs. Leurs honoraires habituels se sont égarés, en partie entre les mains des administrations hospitalières, qui n'ont pas le droit de les recevoir, en partie entre celles des patrons ou des Compagnies d'assurances, qui n'ont pas le droit de les garder.

A Paris, les médecins de la périphérie et de la banlieue, dont la tâche est si souvent pénible et méritoire, perdent annuellement de ce fait une somme supérieure à un million. Bien plus, il a été démontré que, pour le seul département de la Seine, le chiffre total des honoraires ainsi détournés de leurs légitimes destinataires atteignait annuellement 8 millions environ. (Reynès.)

On pourrait objecter que, par suite de l'admission récente du principe d'une rétribution à accorder aux chefs de services hospitaliers, dans les cas d'accidents du travail, le dommage éprouvé par la corporation médicale ne serait pas bien grand, puisque la perte subie par les praticiens des villes serait compensée en partie par les nouveaux bénéfices des médecins et chirurgiens d'hôpitaux.

Il est facile de répondre à cet argument. Ce ne sont pas tant ces derniers, en effet, jouissant habituellement d'une belle et solide situation, que l'on cherche à préserver; mais bien les premiers, et surtout ceux qui, propriétaires légitimes d'une simple petite clientèle ouvrière, se voient ainsi retirer le fruit de pénibles sacrifices, de longues et coûteuses études.

Quoi qu'il en soit, nous n'insisterons pas au sujet d'une question d'intérêts professionnels concernant seulement les membres du corps médical, et sur laquelle il convient de glisser discrètement.

Montrons plutôt la libéralité, la largeur de vues dont nous croyons qu'il doit falloir faire la preuve dans toutes les discussions, en prenant ici la défense d'une corporation dont les rapports ne sont malheureusement pas toujours très cordiaux avec celle des médecins ; nous avons nommé les pharmaciens. Quels que soient du reste les torts de ces derniers, on ne peut s'empêcher, malgré tout, de reconnaître et de regretter qu'une partie très intéressante du commerce se trouve ainsi lésée par les abus de l'hospitalisation.

Les accidentés du travail qui viennent, régulièrement ou non, aux consultations chirurgicales pour s'y faire panser, ne se voient réclamer, par l'Assistance publique, qu'un tarif évidemment trop modéré, puisqu'il est fixé à o fr. 75 par pansement. Ce prix est loin de représenter la valeur marchande de tous ces produits, toujours très dispendieux : ouate ordinaire, coton hydrophile, gazes stérilisées simples ou pharmaceutiques, solutions antiseptiques, tarlatane, bandes, etc.

Aussi, le nombre des malades pouvant payer, et néanmoins venant demander leurs soins aux consultations des hôpitaux de Paris, et qu'attire ce bon marché exceptionnel, est-il considérable.

M. le docteur Thiéry, qui a tenu un compte très exact de tous les cas passant entre ses mains à sa belle consultation de l'hôpital Saint-Antoine, y trouve environ une moyenne mensuelle de 50 accidentés du travail venant solliciter 480 pansements à prix réduits.

On voit donc que l'abus qui enlève aux pharmaciens la vente de tous les produits délivrés dans les consultations, fait perdre à ces derniers une belle source de bénéfices. Il en est de même de tous ceux qui sont utilisés dans les salles hospitalières et dans les salles d'opérations, là aussi, d'énormes consommations en sont faites, dont la vente au détail leur échappe encore.

Mais ils ne sont pas seuls, avec les médecins, à souffrir de l'état de choses existant. Tous les services accessoires, qui ont tant d'importance pour compléter ou pour perfectionner un traitement, sont lésés par l'emploi que l'on fait, à l'hôpital, de leur spécialité. Parmi ces services, au nombre desquels on pourrait citer ceux de massage, d'hydrothérapie, d'électrothérapie, etc., nous n'en retiendrons qu'un, dont les succès ont toujours été et iront toujours en croissant à cause de son utilité évidente et sans contestation possible, celui de la radiographie.

Depuis la mise en pratique de cette merveilleuse invention, un certain nombre de médecins ou d'autres personnes, séduits par la nouveauté et l'intérêt que suscitait une découverte extrêmement importante, se sont adonnés à la radiographie. A grands frais ils ont installé des laboratoires où ils ont réuni tout ce qui est nécessaire pour utiliser la nouvelle méthode.

Or, plusieurs hôpitaux (tous n'en possèdent pas encore) ont, eux aussi, leur laboratoire de radiographie, qui, pour une somme bien minime de 6 francs, se charge de délivrer aux hospitalisés les épreuves intéressant leurs cas pathologiques.

On comprend donc le tort causé aux radiographes de profession, qui se voient ainsi dépossédés d'une clientèle leur revenant de droit ; et ceci est d'autant plus regrettable, que la nouvelle méthode, très utile et très employée dans les cas d'accidents du travail, était pour eux une source de fort notables et, en tous cas, très légitimes bénéfices, qui ont en partie disparu devant les avantages offerts par un tarif beaucoup trop réduit.

Tel est donc, brièvement, résumé, l'ensemble des graves dommages éprouvés par un certain nombre de corps professionnels très honorables, et dont le dévouement habituel ne méritait certes pas d'être ainsi récompensé.

Aussi, en présence de cette situation, dont beaucoup se plaignent et ont raison de se plaindre puisqu'ils ont le droit pour eux, nous exprimons notre avis bien net dans une telle discussion : nous n'approuvons pas la circulaire du 10 août 1901 quand elle donne une consécration officielle au fait de l'hospitalisation accordée, à prix scandaleusement réduits, aux accidentés du travail ; quand elle aggrave une telle décision, en faisant défense de réclamer pour ces derniers un supplément de prix de pension, cependant fort légitime.

Nous félicitons donc celles des commissions administratives qui ont pris, malgré tout et avec un grand courage, l'initiative d'une telle réglementation, car elle permettra d'arriver plus vite à la solution équitable que tous désirent.

Il est bien entendu que, même en admettant cette augmentation de tarifs, ce devrait être seulement à titre exceptionnel que l'hôpital serait fondé à accueillir les accidentés du travail ; il faudrait surtout éviter de voir les administrations, tentées et séduites par l'appât du gain, en venir progressivement à refuser leurs portes aux indigents, et à disposer de presque toute leur place en faveur de malades aisés, faisant en cela concurrence aux maisons de santé particulières, et recevant les malades avec d'autant plus de facilité qu'ils seront plus fortunés. Ce serait là tomber dans un excès, duquel il est très important de se garder.

Mais il faut bien avouer qu'a priori il semble tout naturel de voir les hôpitaux, obligés de recevoir des malades légalement riches et aisés, se refuser à leur prodiguer, non pas gratuitement, mais même à un tarif réduit, des soins leur coûtant plus cher qu'on ne les leur paye.

Et, en cela, nous avons la satisfaction de marcher de pair avec la plupart des membres du corps médical qui se sont occupés de la question et se sont rencontrés pour déplorer des abus aussi nombreux et aussi criants.

M. le docteur Lande, chirurgien des hôpitaux de Bordeaux, fait observer que, pendant les années 1900 et 1901, le nombre des malades payants (soit par eux-mêmes, soit par des répondants), soignés à l'hôpital Saint-André, répondait à un pourcentage de 12,30 p. 100, et que le prix de journée à eux appliqué, calculé d'après le tarif de l'assistance médicale gratuite, était de 2 francs par jour. Il est intéressant de détailler et de dire que, sur ces 2 francs, la somme de 1 fr. 50 représentait les dépenses matérielles (frais généraux, alimentation, etc.), et que 50 centimes seulement étaient réservés pour solder les frais médicaux et pharmaceutiques. Ces 50 centimes étaient manifestement insuffisants et loin d'être comparables à la dépense réelle, il est inutile d'insister sur ce point.

M. le docteur Reynès a calculé qu'à Marseille, pendant les années 1900 et 1901 réunies, plus d'un dixième de la population hospitalière était payante.

M. le docteur Bousquet prouva qu'à Clermont-Ferrand un grand blessé coûtait à l'hôpital la somme de 130 francs alors qu'on n'y récupérait que celle de 75 francs.

M. le docteur Thiéry, après avoir étudié la question à fond, mais à un point de vue général, puisque ses travaux concernent tous les abus de l'hospitalisation et des consultations gratuites à Paris, estime, dans le rapport déjà cité plus haut, que les sommes versées à l'Assistance publique par les malades payants quelconques, sont bien loin de représenter la dépense qu'ils occasionnent. Sa démonstration demande à être citée en entier, car elle réunit, dans un même ensemble précis et clair, tous les éléments de la discussion :

« Quand nous voyons, dit-il, l'Administration venir affirmer que la journée d'hôpital revient à 3 francs dans certains hôpitaux, à 4 et 6 francs dans d'autres, nous affirmons qu'elle se trompe ou qu'elle veut induire en erreur. Sans doute, l'entretien journalier d'un lit paraît être représenté par ces chiffres, mais il est facile de prouver qu'en réalité il n'en est pas ainsi.

« C'est qu'en effet l'Assistance publique fait un départ entre les frais d'administration centrale et ceux de l'administration locale de l'hôpital ; qu'elle ne fait intervenir en aucune façon les premiers (et l'on sait s'ils sont élevés !) et qu'elle ne tient aucun compte du capital que représente la valeur des terrains et des bâtiments qu'elle occupe : l'amortissement de ce capital doit cependant figurer dans le total des dépenses.

« Partant de ces données, et en affirmant que tous les chiffres cités au Compte moral de l'Assistance publique sont illusoires, puisqu'ils pèchent par la base, nous ne prendrons qu'un exemple : celui de l'Hôtel-Dieu, qui comprend 563 lits et 21.770 mètres de superficie. Or, si nous consultons le Compte moral de 1896, nous voyons que le prix de revient d'une journée dans cet hôpital est de 3 fr. 65, dans lesquels les soins médicaux figurent pour 17 centimes environ, et les pansements pour 25 centimes.

« Eh bien ! nous déclarons que ce chiffre ne représente pas la sixième partie du coût réel.

« L'Hôtel-Dieu, avec ses terrains et ses bâtiments, représente un total de 75.665.000 francs, qui, divisés par la somme de 563 lits, donne un capital de 134.398 francs par lit, ce qui, à 4 p. 100 seulement, représente une dépense annuelle de 5.400 francs en chiffres ronds, soit environ 14 fr. 75 par jour et par lit. Donc, sans fonctionner, ce lit représente un intérêt de 14 fr. 75 par jour, auquel il faut ajouter : 1° les frais d'administration centrale, dont nous ne pouvons faire l'évaluation, et 2° les frais d'administration locale et d'entretien, que l'Assistance elle-même évalue à 3 fr. 65. C'est donc une dépense de 18 fr. 40 par jour, *plus mémoire*, soit, en chiffres ronds, 20 francs par jour, que représente ce lit d'hôpital.

« Le rapport est sensiblement le même dans les autres hôpitaux, et, quand l'Assistance publique fait payer à un malade aisé la somme de 5 francs par jour, elle frustre sciemment le bien des pauvres de la somme de 15 francs. »

Voici donc des conclusions bien nettes, établissant qu'à Paris l'Assistance publique travaille à perte; leur importance dans cette ville se révèle d'une façon plus sensible encore, lorsque le malade payant taxé 5 francs par jour est remplacé par un accidenté du travail soigné, grâce à une tolérance inexplicable, pour 2 fr. 50. Ce n'est donc plus de 15 francs, mais bien de 17 fr. 50 que le budget des pauvres est volé.

C'est là un véritable scandale, aggravé encore de l'impudence dont font preuve les intéressés quand ils se plaignent d'être volés à leur tour par une augmentation de tarifs spéciale pour eux. S'ils ne sont pas satisfaits, qu'ils abandonnent le système de l'hospitalisation et instituent pour leurs blessés des traitements à domicile ou dans des maisons de santé particulières. Tout le monde sera content de voir disparaître d'aussi criants abus, à commencer par les nécessiteux véritables, à qui l'on rendra une place trop souvent refusée jusque-là à leurs misères.

Après avoir établi que le principe de « l'hôpital aux indigents » devait être scrupuleusement respecté, nous ne serons pas assez intransigeant pour refuser dans tous les cas un lit d'hôpital aux victimes des accidents du travail. Mais il faut être très sévère sur ce point et n'établir d'exceptions qu'à bon escient.

Il est bien entendu qu'aucune discussion n'aura lieu quand, à la suite d'un grand traumatisme, amenant une lésion très grave, ou encore dans tous les cas d'urgence absolue, il sera évidemment nécessaire de transporter de suite la victime à l'hôpital commun, où tout est disposé et organisé dans les meilleures conditions pour réaliser un traitement parfait.

De même, l'humanité ordonnera d'accorder l'hospitalisation à un accidenté du travail (en attendant une solution meilleure), quand le traitement de celui-ci nécessitera des soins minutieux et délicats, ne pouvant être donnés avec profit qu'à l'hôpital.

Mais, dans tous ces cas, et pour couper court à tous les abus qui se produiraient encore là probablement, l'hôpital devra être autorisé à se transformer momentanément en maison de santé payante, et à réclamer des prix de journée assez élevés pour retirer le désir de l'hospitalisation à tous ceux qui n'en ont pas un besoin absolu.

Dans toutes les autres circonstances, et en dehors de ces

alternatives que l'on pourrait appeler « de nécessité », il ne doit pas, selon nous, y avoir place, dans la maison d'assistance du pauvre, pour les non-pauvres. Le système de l'hôpital libre pour tous, prôné par certains socialistes, est inadmissible et ridicule.

On verra plus loin ce que l'on pourrait faire pour trouver une solution idéale à une question aussi compliquée. Pour le moment, il suffira de conclure que l'on n'aurait pas perdu son temps, si l'on pouvait arriver à établir ou plutôt à rétablir solidement le principe de « l'hôpital aux indigents seuls », principe qui n'a été que trop battu en brèche jusqu'ici, et, s'il était possible, dans ces conditions, de rendre à une classe, d'autant plus intéressante qu'elle est moins fortunée, le droit à l'assistance, tant disputé à ses membres dans ces dernières années, et surtout depuis l'application de la loi sur les accidents du travail.

CHAPITRE II

De quelques imperfections et omissions de la loi française sur les accidents du travail. — Contradictions et discussions. — Nécessité d'un texte législatif formel.

Parmi les nombreuses lacunes présentées à notre critique par la loi du 9 avril 1898, et dont il ne nous a été possible que d'ébaucher l'examen, il n'y en a peut-être pas une qui, la loi une fois placée en face de la pratique, paraisse aussi évidente et aussi déplorable que celle consistant dans le silence absolu observé par elle vis-à-vis d'un point offrant cependant le plus grand intérêt : nous voulons parler du traitement lui-même des victimes d'accidents du travail dans les hôpitaux.

Ce mutisme est d'autant plus regrettable que le sujet en question était susceptible de soulever autour de lui de multiples points de controverse, dont l'apparition n'a du reste pas tardé à se produire.

Aussi n'est-il pas inutile d'y insister, en regrettant qu'un texte précis et formel n'ait pas réglé, en supprimant toutes contestations, une situation se produisant journellement.

Que dit en effet la loi à ce sujet?

Bien peu de chose, puisqu'elle se contente de décider en

quelques mots, dans son article 4, que « le chef d'entreprise supporte les frais médicaux et pharmaceutiques » (1). et, plus loin, que « si la victime a fait choix elle-même de son médecin, le chef d'entreprise ne peut être tenu que jusqu'à concurrence de la somme fixée par le juge de paix du canton, conformément aux tarifs adoptés dans chaque département pour l'assistance médicale gratuite » (2).

Devant une pareille ambiguïté, il était inévitable de voir se produire, à propos de multiples points de détail, des divergences d'opinions, dont la solution devait être forcément résolue, soit par une revision de l'article 4 (évidemment trop incomplet) et de plusieurs autres articles, soit, en attendant que le législateur ait opéré cette revision, par des règlements et circulaires émanant de l'autorité administrative, ou, à leur défaut, par des arrêts de justice.

Les contestations prévues se sont naturellement présentées, et l'on a assisté à l'apparition fort regrettable de jugements contradictoires, dont il serait fort sage, à notre avis, d'empêcher le renouvellement, et ce grâce à la revision nécessaire dont nous parlions à l'instant.

Et tout d'abord, quelles sont les dispositions semblant

(1) Par ces derniers mots, on entend naturellement les seuls frais indispensables; jamais le patron n'est tenu de solder ceux de tous les traitements médicaux et hygiéniques supplémentaires qu'il plaît à l'ouvrier de suivre de son plein gré, sans que leur nécessité ait été au préalable constatée.

(2) Un léger supplément d'information, bien insuffisant encore, est, il est vrai, ajouté par la circulaire de M. Lebret, garde des sceaux (10 juin 1899), aux Procureurs généraux ; dans son chapitre II, elle stipule, en effet, que « les frais médicaux et pharmaceutiques sont payés en entier par le patron, lorsque ce dernier a désigné le médecin, *ou que la victime est soignée dans un hôpital* ».

devoir être admises a priori par la justice et l'équité, concernant cette question si compliquée du paiement des dépenses occasionnées aux hôpitaux par le traitement des accidentés du travail ?

M. Adrien Sachet, président du Tribunal civil de Vienne (Isère), dit en effet, dans son très intéressant *Traité théorique et pratique de la législation sur les accidents du travail*, que, dans le cas où le blessé est transporté à l'hôpital, le chef d'entreprise sera, là comme ailleurs, débiteur des frais médicaux et pharmaceutiques ; par suite, l'Administration qui aura fait les avances, aura le droit de se les faire rembourser par le patron.

Mais, et c'est là le point spécial nous intéressant plus particulièrement, il ajoute : « Ici une difficulté pourra naître de ce fait que l'hôpital ne se contente pas de donner aux malades les soins médicaux et pharmaceutiques, mais encore qu'il pourvoit à leur logement, à leur nourriture et à leur garde. Si donc l'hôpital croit devoir user de son droit, il devra distinguer entre les frais pharmaceutiques et médicaux qui, seuls, pourront être répétés envers le chef d'industrie, et les dépenses de logement, d'alimentation et de garde, dont le remboursement devra être réclamé à l'ouvrier. »

Et M. Sachet, pour accentuer encore la portée qu'il donne à sa pensée et en mieux faire comprendre le sens, explique que le Sénat, pour éviter les inconvénients de cette double action, avait inséré, dans son projet voté en première délibération le 5 décembre 1895, une disposition qui n'a du reste pas été reproduite dans la loi de 1898, mais dont l'importance, dans le cas contraire, aurait complètement changé la face des choses.

Cette disposition était ainsi conçue : « Les blessés qui seront transportés à l'hôpital soit sur leur demande, soit sur l'avis exprimé par le médecin, en raison de la nature de leur lésion nécessitant un traitement spécial, y seront soignés aux frais des chefs d'entreprise. Dans ce cas, et aussi longtemps que le blessé restera à l'hôpital, l'indemnité journalière prévue par l'article 3 sera réduite de moitié (1). »

Si donc le législateur avait adopté cette manière de voir, il eût été bien évident que, dans son idée, cette diminution de 50 p. 100 sur l'indemnité journalière, causant un certain préjudice à l'ouvrier, correspondrait à un autre préjudice équivalent que dans tous les cas ce dernier aurait éprouvé par le paiement de tout ce qui, dans les frais de son traitement, n'aurait pas été exclusivement « frais médicaux et pharmaceutiques ».

L'opinion de M. Sachet se rapporte exactement au texte même de la loi ; elle le prend et le suit à la lettre, lui faisant dire ce qu'il dit, mais seulement cela et rien de plus.

Il est permis de se demander si, en même temps, elle s'est rencontrée avec lui dans le sens qui lui était attaché,

(1) Un amendement de M. Rabier, député, conçu dans des idées identiques et dans un même but, après avoir été voté par la Chambre des députés, fut en effet rejeté par le Sénat dans sa séance du 23 mars 1898.

Le rejet de cet amendement permettait de penser que, dans l'idée du législateur, les frais d'hospitalisation, laissés entièrement à la charge du chef d'entreprise, ne seraient pas supérieurs à ceux du traitement à domicile, et pourraient même, dans certains cas, leur être inférieurs.

Il semble aussi que la même pensée guidait M. le garde des sceaux, quand il écrivait sa circulaire du 10 juin 1899, citée plus haut.

en un mot, si les intentions du législateur étaient bien conformes aux vues précédemment exprimées du président du Tribunal de Vienne.

De nombreux procès engagés sur ce sujet sont venus montrer que des avis contradictoires avaient été émis en arrêts de justice sur divers points de la France, prouvant une fois de plus que, comme bien souvent, ce qui est ici vérité n'est là qu'erreur et mensonge.

Plusieurs de ces arrêts sont basés sur la discussion d'un point assez spécial, consistant à savoir si l'ouvrier, victime d'un accident du travail, admis et soigné dans un hôpital, a ou n'a pas choisi son médecin, conformément au droit accordé par la loi.

Les cas varieraient en effet, suivant que ce blessé aurait demandé lui-même son transport à l'hôpital, qu'il y aurait été envoyé par la personnalité civile responsable, ou enfin qu'un cas d'extrême urgence ou de force majeure aurait nécessité ce transport, sans que ni ouvrier ni patron aient été consultés.

Plusieurs jugements ont décidé que le chef d'entreprise n'était pas tenu intégralement des frais d'hospitalisation, et serait parfaitement fondé à prétendre distinguer, dans la somme qu'ils représentent, les frais médicaux et pharmaceutiques, et ceux de subsistance et de séjour. C'est donc de leur part une confirmation de la théorie de M. Sachet.

Parmi ces jugements (1), il faut citer d'abord celui du

(1) La plupart des jugements que nous citons sont extraits du *Recueil de documents sur les accidents du travail réunis par le Ministère du Com-*

juge de paix de Boulogne-sur-Mer (canton sud), qui en a ainsi décidé, le 5 janvier 1901, dans son arrêt de ce jour, « attendu que la loi ne parle que de frais médicaux et pharmaceutiques, qu'elle est absolument muette sur les autres frais d'hospitalisation ».

Cet arrêt a été corroboré par un autre jugement de la Cour d'appel de Rouen, rendu le 12 mars 1901, et dont il est intéressant de reproduire les motifs, puisque, en d'autres termes, il vient fortifier de son autorité l'opinion que l'on vient de voir soutenir dans une autre juridiction.

« Attendu, dit-il, que rien, dans le texte de la loi, éclairé par les travaux préparatoires, n'autorise l'ouvrier blessé en cours de travail à prétendre qu'il a le droit de faire supporter par le patron cumulativement les frais d'hôpital et l'indemnité journalière égale au demi-salaire ; qu'il en résulte seulement que le patron doit à l'ouvrier les frais médicaux et pharmaceutiques et le demi-salaire correspondant aux frais de nourriture et de logement de l'ouvrier pendant sa maladie, si elle a duré plus de quatre jours, et que, par suite, si l'on imposait au patron les frais d'hospitalisation qui comprennent tout à la fois les frais médicaux et pharmaceutiques et les frais de nourriture, ces frais feraient double emploi avec l'indemnité journalière, et on aggraverait ains' en ajoutant à la loi, les charges légales qui pèsent sur le patron ;

« Attendu qu'il y a donc lieu, en faisant la ventilation des frais d'hôpital, de laisser à la charge de l'ouvrier la portion de ces frais qui correspond à la nourriture, et de ne faire supporter par le patron que celle que représentent les frais médicaux et pharmaceutiques..... »

merce (Direction de l'Assurance et de la Prévoyance sociales), nos 3 et 7, Jurisprudence.

Le même avis est exprimé dans les jugements du Tribunal de Toulouse (26 novembre 1901), des Cours de Toulouse (18 avril 1902), d'Orléans (7 août 1902) et de Paris (27 février 1903).

Une opinion identique a été soutenue par le Tribunal civil de Lons-le-Saulnier, le 24 juillet 1900, mais cette fois d'une manière moins absolue, car il s'agissait de régler un point de détail dont les tribunaux n'avaient pas eu jusqu'alors à connaître : Le débiteur des frais médicaux et pharmaceutiques, en admettant qu'il le soit aussi, dans les cas ordinaires, de la part de dépenses afférente aux frais de nourriture, l'est-il encore lorsque l'ouvrier blessé est célibataire et ne peut soutenir que cette partie supplémentaire serait destinée à l'entretien de sa famille ? La réponse du Tribunal de Lons-le-Saulnier a été négative :

« Attendu, dit-il, que la loi du 9 avril 1898, en établissant le paiement du demi-salaire journalier pendant la durée de la maladie, a eu pour but d'assurer à l'ouvrier, en outre des soins médicaux, une indemnité suffisante pour la nourriture quotidienne ;

« Que le patron, en faisant admettre et soigner l'ouvrier à l'hôpital, n'est pas, par ce fait même, déchargé du paiement du demi-salaire journalier ; que l'ouvrier peut avoir une famille à laquelle ce demi-salaire soit nécessaire ;

« Mais que, dans le cas actuel, J... (l'ouvrier) est célibataire et n'a pas d'ascendant à sa charge ; qu'il a été nourri à l'hôpital et a été ainsi dispensé de payer des frais de nourriture, ce qui lui cause un certain bénéfice..... etc. »

Une thèse identique est encore défendue par le juge de paix de Pont-d'Ain (Ain), dans un arrêt datant du 30 juin

1900, mais cette fois encore d'une façon indirecte, bien qu'également positive.

D'après lui, en effet, le patron qui ne paye pas d'indemnité journalière pour les dimanches et jours fériés, est débiteur, pour ces jours-là, et pour ceux-là seulement, de la somme intégrale des frais d'hospitalisation ; pour les autres, il ne devra que la partie de ces frais qui représente les frais médicaux, l'autre partie représentant la nourriture et l'entretien.

Cette thèse, il est vrai, n'est pas aussi absolue que les précédentes, puisqu'elle admet, dans certaine circonstance, l'obligation pour le patron de verser la totalité des frais.

Elle n'en est pas moins intéressante à signaler, et il n'est pas inutile d'en citer les motifs concernant notre sujet :

« Attendu que M... (le patron) a payé à l'hôpital de Bourg la somme de 226 francs : 1° pour frais médicaux et pharmaceutiques ; 2° pour frais d'entretien, de soins, de nourriture et de logement ; qu'il nous paraît de toute justice de faire supporter à G... (l'ouvrier) ces derniers frais pendant les jours où l'indemnité temporaire lui était allouée, les premiers étant seuls à la charge de l'entrepreneur ;

« Attendu que le salaire journalier était de 0 fr. 30 à l'heure, et que, l'ouvrier travaillant 10 heures par jour, le salaire était de 3 francs, dont la demie 1 fr. 50 ;

« Attendu que G... a droit à une indemnité temporaire et journalière de 1 fr. 50, défalcation faite des dimanches et jours fériés, jusqu'au jour où il sera déclaré entièrement guéri ;

« Attendu que G... a reçu la nourriture à l'hôpital depuis le 5 février jusqu'au 29 mai, nourriture évaluée à 1 franc par jour ;

qu'il doit en tenir compte à M..., mais seulement pendant les jours où il recevait lui-même l'indemnité temporaire, soit 96 francs, les 17 jours complétant le nombre de 113 jours d'hospitalisation étant des dimanches ou jours fériés qui restent pour le compte de M..., soit 17 francs ;

« Attendu que G... a droit à 1 fr. 50 d'indemnité temporaire ; qu'il doit verser 1 franc pour sa nourriture ; qu'il lui reste donc 0 fr. 50 par jour à toucher ;

. . . .

« Condamne M... à payer à G..., à titre provisionnel, jusqu'au 9 juin, la somme de 60 francs, provenant de celle de 48 francs pour 96 jours à 0 fr. 50 l'un, et de celle de 12 francs pour 8 jours écoulés depuis la sortie de l'hôpital, à 1 fr. 50 par jour. »

Nous voyons donc, dans la série des jugements qui viennent d'être exposés, affirmer une idée évidemment très nette dans la pensée de leurs auteurs. Cette idée, cette solution, a-t-elle été partout la même?

Il nous faut d'abord signaler un certain nombre d'arrêts provoqués par une situation un peu particulière. Dans les cas précédents et dans ceux qui vont suivre, il n'est pas question de savoir par quel intéressé, ouvrier ou patron, a été choisi le système de l'hospitalisation. C'est donc évidemment ce dernier qui l'a adopté.

Il peut arriver, au contraire, que l'ouvrier, après avoir refusé les soins médicaux et pharmaceutiques assurés par le chef d'entreprise, et sans avoir consenti à faire lui-même choix d'un médecin, a demandé lui-même à être hospitalisé.

Dans ces cas, le patron a été déchargé des frais de nourriture par plusieurs jugements, entre autres ceux des Tribunaux civils de Vienne (1er février 1900), de Grenoble (31 mai 1900), de St-Étienne (25 juin 1900), par l'avis du comité consultatif des assurances contre les accidents du travail, en date du 10 janvier 1900 et aussi par l'arrêt déjà cité du juge de paix de Boulogne-sur-Mer (5 janvier 1901), « attendu que l'ouvrier blessé recevant son indemnité journalière même pendant son séjour à l'hospice, il semble équitable, quand son transport dans cet établissement a eu lieu par sa seule volonté, de ne réclamer au patron que les frais médicaux et pharmaceutiques ; que, décider le contraire, serait, au gré du blessé, faire au patron deux situations différentes, selon que ledit blessé se ferait soigner à son domicile ou transporter à l'hospice ». Ces jugements, du reste, ne lèsent en rien les intérêts des hôpitaux, qui auront seulement, dans ces cas, deux débiteurs au lieu d'un : le patron et l'ouvrier.

Mais, cette question un peu spéciale une fois réglée, et passant à l'examen d'une solution contraire à celle déjà exposée, ne soyons pas étonnés en étudiant les décisions d'un certain nombre de tribunaux qui, à la jurisprudence établie par d'autres, en opposent une autre entièrement contraire, c'est-à-dire se séparant complètement, au point de vue du droit, de M. le président Sachet ; d'après eux, en effet, les frais d'hospitalisation ne comprennent pas deux parts, à l'une desquelles le débiteur des frais médicaux et pharmaceutiques n'est pas tenu (à savoir celle afférente aux dépenses de nourriture et autres frais accessoires du traitement).

Un de ces arrêts, rendu par le juge de paix du Havre (2e canton) le 21 novembre 1899, après avoir exposé plusieurs points spéciaux se rapportant exclusivement à l'affaire en litige, donne, à un point de vue général, des considérations intéressantes à reproduire, car, jointes à d'autres et formant avec elles un tout complet, elles exposent très nettement, et mieux qu'on ne pourrait le faire, l'ensemble des arguments présentés pour faire triompher la thèse dont elles sont l'expression :

« Attendu que....., en droit, la distinction de l'article 4 est inapplicable lorsque la victime de l'accident est soignée dans les hôpitaux ; qu'en ce cas la responsabilité du patron est celle déterminée au cas où le médecin et le pharmacien ont été choisis par lui (circul. du garde des sceaux du 10 juin 1899) ; que telle est évidemment la pensée du législateur ; qu'en effet le fait de l'hospitalisation de la victime de l'accident est en général indépendant de sa volonté ; qu'il est imposé par l'état du blessé, l'urgence du traitement et l'impossibilité matérielle de le traiter à domicile ; qu'on ne saurait donc assimiler ce cas à celui où la victime a choisi son médecin et son pharmacien ; que, dans l'intention évidente du législateur, ce choix doit résulter de la volonté expresse de la victime ;

« Attendu que, d'autre part, les frais de traitement dans les hôpitaux étant réglementés, le législateur n'avait pas à craindre ni à prévenir, au cas d'hospitalisation, les abus qui l'ont déterminé à régler la responsabilité du patron lorsque la victime se fait soigner elle-même ; que, par conséquent, la restriction posée, dans ce cas, à la responsabilité du chef d'industrie, n'est pas applicable au traitement dans les hôpitaux ; qu'enfin il n'est pas admissible que le législateur, qui n'a fait que consacrer, dans l'article 4 de la loi du 9 avril 1898, la responsabilité patronale qui existait de fait avant cette loi, à l'égard des frais de maladie de l'ouvrier victime d'un accident, lorsque la faute du chef d'industrie était démontrée, ait voulu, au point de vue de ces frais, faire à la victime une situation différente et pire qu'auparavant ; que le traitement de la victime dans les hôpitaux est, d'ailleurs, surtout dans l'intérêt du patron ; qu'outre l'avantage d'une dépense moindre, il y trouve toute garantie au point de vue des soins et, par le fait, toute sécurité au point de vue de sa responsabilité ;

« Attendu que cela étant, à supposer que le patron ne soit tenu vis-à-vis de l'hospice que des frais médicaux et pharmaceutiques, ces frais devront, en tous cas, être calculés selon le tarif ordinaire et non suivant le tarif exceptionnel de l'assistance médicale gratuite, et comprendre, indépendamment des honoraires du médecin et des médicaments, tous les soins et toutes les fournitures qui sont la suite ou l'accessoire des prescriptions du médecin ou que commande l'état du blessé ; qu'on doit entendre ainsi les frais médicaux et pharmaceutiques dont parle le législateur... etc. »

Un second jugement, rendu par le juge de paix de Versailles (canton nord) le 13 septembre 1900, semble constituer le meilleur parallèle à celui dont nous venons de donner quelques extraits ; tous deux marchent de pair et se complètent l'un l'autre : aussi nous paraît-il important, pour bien posséder tous les éléments de la cause, d'en citer la partie concernant notre sujet :

« Attendu que Q... (le patron) objecte que l'hôpital-hospice comprend, dans la somme de 2 fr. 25, réclamée par journée de séjour, non seulement les frais médicaux et pharmaceutiques, mais encore les frais de subsistance et de séjour ; que, s'il est tenu des premiers, les seconds incombent à l'ouvrier blessé, lequel reçoit pour subvenir à ses besoins une indemnité journalière s'élevant à la moitié du salaire touché au moment de l'accident ;

« Attendu que l'article 4 de la loi du 9 avril 1898 se borne à déclarer que le chef d'entreprise supporte les frais médicaux et pharmaceutiques en entier, et si élevés qu'ils puissent être, sauf dans le cas où l'ouvrier blessé a choisi son médecin ; que, dans cette dernière hypothèse et pour éviter des abus, le patron ne sera tenu que jusqu'à concurrence de la somme fixée par le juge de paix, conformément aux tarifs adoptés dans chaque département pour l'assistance médicale gratuite; que le législateur de 1898 est absolument muet en ce qui concerne le traitement des victimes d'accidents du travail dans les hôpitaux;

« Que le juge a toujours pour mission de rechercher la solution des difficultés pendantes devant lui dans les termes, même incomplets, et dans l'esprit de la loi qu'il est chargé d'appliquer;

« Or, attendu qu'il n'est pas établi que les deux ouvriers blessés aient été conduits à l'hôpital sur leur demande expresse, ni qu'ils aient refusé les soins médicaux proposés par le chef d'industrie; que ce dernier ne justifie pas davantage avoir voulu leur faire donner les soins nécessaires par un médecin de son choix; que la vérité est que les ouvriers ont été conduits à l'établissement hospitalier en quelque sorte d'office, par les personnes présentes, et qui, les connaissant, savaient qu'ils ne pouvaient recevoir les soins voulus à leur propre domicile; que, dans ces circonstances, on ne peut soutenir que ces ouvriers ont été admis à l'hôpital sur leur volonté expressément manifestée, et qu'ils aient, par là même, fait choix de leur médecin; que le défendeur doit donc supporter les frais médicaux et pharmaceutiques dans leur entier;

« Attendu, d'autre part, que par ces expressions : « frais médicaux et pharmaceutiques », on doit entendre non pas seulement les honoraires dus au médecin et les médicaments et objets de pansements fournis par le pharmacien, mais encore les frais de maladie généralement quelconques; que les articles 4, 5 et 15 de la loi de 1898 emploient indifféremment des différentes expressions qui doivent se compléter les unes par les autres; qu'il serait, par exemple, difficile d'admettre que l'obligation du patron soit limitée à la fourniture des médicaments et ne s'étendît pas au paiement du salaire de la garde-malade chargée de les administrer;

« Or, attendu que si, à la vérité, le prix de la journée de l'hôpital est un bloc qui ne donne pas le détail des divers éléments qui le composent, il faut néanmoins reconnaître que ces divers éléments forment un tout indivisible et concourent tous, sans exception, au soulagement et à la guérison du malade; qu'on ne saurait donc faire deux parts : les frais médicaux et pharmaceutiques à la charge du patron, et les autres frais d'hospitalisation supportés par la victime de l'accident ; que la nourriture, par exemple, doit être considérée comme un accessoire du traitement et rentre dans les frais de maladie ; que le blessé n'est pas à l'hôpital pour manger et boire, mais pour se soigner et guérir ; que son alimentation doit être, est toujours, en fait, surveillée de très près par le médecin, qui, suivant l'état morbide du sujet, augmente, diminue la quantité des aliments, en modifie la composition et même les supprime quelquefois momentanément.

« Attendu, d'autre part, que le chef d'entreprise ne peut soutenir que le paiement intégral des frais d'hospitalisation constitue pour lui une trop lourde charge ; que ces frais ne sont certainement pas plus élevés que les frais de traitement à domicile qu'il devrait supporter en entier ; qu'en fait le traitement dans un établissement hospitalier coûte moins cher au patron que le traitement à domicile, est tout à son avantage, lui assure dans la plupart des cas une guérison plus rapide et plus complète du blessé... etc. »

Cet arrêt, fort complet dans l'exposé des motifs, fut approuvé cinq mois après par le Tribunal civil de Versailles, qui, jugeant l'affaire en appel, le 22 février 1901, adopta entièrement les motifs du premier juge.

Il ne nous semble pas inutile de donner plus de poids aux trois jugements qui viennent d'être exposés, en citant, à côté d'eux, celui que rendait dans le même sens la Cour d'appel de Nancy, le 28 novembre 1900.

D'après cette dernière aussi, le patron est débiteur cumulativement de l'intégralité des frais d'hospitalisation et de l'indemnité journalière, « attendu qu'il résulte du rapprochement des articles 3 et 4 de la loi du 9 avril 1898, que le législateur a voulu que les frais de maladie concernant un ouvrier blessé dans son travail, soient mis, d'une manière générale, à la charge du patron ; que, la loi ne faisant aucune distinction entre les frais ordinaires de maladie et ceux qu'occasionne l'hospitalisation du blessé, il échet de décider que ces derniers, eux aussi, doivent être supportés par l'entreprise ».

De même, le Tribunal de première instance de Bordeaux émettait un avis identique le 17 décembre 1900, par le motif que la ventilation demandée « ne saurait s'imposer, parce que la dépense faite représente seulement la valeur du traitement appliqué à l'ouvrier blessé, et que la fixation en est conforme à l'arrêté préfectoral qui détermine ce coût par journée ; qu'au surplus l'alimentation et les autres soins accessoires font bien partie intégrante du traitement ».

Telle est aussi l'opinion du Tribunal civil de Chambéry, exprimée dans un jugement du 11 août 1900, et celle du Tribunal de paix de Rouen, du 8 janvier 1902.

Telle est aussi celle du Comité consultatif des assurances contre les accidents du travail, qui, saisi par le ministre du Commerce de demandes tendant à l'interprétation de l'article 4 de la loi de 1898, en ce qui concernait les victimes d'accidents traitées à l'hôpital, émettait, le 10 janvier 1900, l'avis :

« 1° Qu'en cas d'hospitalisation de la victime de l'accident, le chef d'entreprise reste débiteur de l'indemnité journalière ;

« 2° Qu'il doit, en outre, les frais d'hospitalisation, à moins que la victime, refusant les frais médicaux et pharmaceutiques assurés par l'entreprise, n'ait elle-même fait choix de l'hospitalisation, par application du second alinéa de l'article 4 de la loi. »

Il nous semble impossible d'ajouter de la clarté, de la netteté et de la précision dans les arguments si bien présentés dans tous ces jugements par leurs auteurs. Ils sont très complets, ne laissent rien sous silence, et l'on n'aurait pu demander aux juges, chacun restant dans la thèse qu'il soutient, une plus grande lucidité dans leur exposé. Il est donc bien inutile de les commenter davantage, puisqu'ils forment un ensemble qui s'explique tout seul.

Mais, malgré cela, dans une question où des intérêts aussi respectables sont en jeu, il faut convenir du caractère déplorable de toutes ces contradictions.

Aussi, en attendant une revision, qui s'impose, de l'article 4, était-il nécessaire qu'un document officiel vînt sanctionner de son autorité celle des deux opinions en présence qui semblait avoir la préférence du législateur.

Une très importante circulaire de M. Waldeck-Rousseau, alors président du Conseil et ministre de l'Intérieur, datée du 10 août 1901 (déjà citée dans le chapitre précédent), suivit de près une discussion (signalée également au même endroit) qui eut lieu à la Chambre des députés le 23 mai 1901, sur les modifications à apporter à la loi du 9 avril 1898.

Dans ce document, le président du Conseil expliquait que « les patrons et les Compagnies d'assurances ont quelquefois refusé de payer intégralement le prix de journée d'hôpital pour les ouvriers dont le traitement leur incombait. A cet effet, ils ont invoqué les termes mêmes de l'article 4 pour prétendre qu'ils ne sont tenus qu'au paiement des frais médicaux et pharmaceutiques proprement dits, déduction faite des frais de nourriture et de logement compris dans la fixation du prix de journée d'hôpital.

« Cette prétention n'a pas été admise en général, ajoute M. Waldeck-Rousseau, par la jurisprudence; les juges de paix.............................. ont décidé le plus souvent que le patron était obligé de payer intégralement le prix d'hospitalisation, sans distinction entre les éléments du prix de journée, sans ventilation entre les frais médicaux et pharmaceutiques proprement dits et les frais de nourriture et de logement. »

Et le président du Conseil rappelle alors que les députés ont adopté, dans leur séance du 23 mai 1901, un texte qui n'a pas force de loi, puisque le Sénat ne l'a pas encore approuvé, mais qui ne laissera plus subsister derrière lui aucun doute quand le Parlement tout entier l'aura adopté. Ce texte dispose simplement que « le chef d'entreprise est tenu, dans tous les cas, à la totalité des frais d'hospitalisation ».

La circulaire se termine par des avis et conseils donnés dans le but de prévenir toute difficulté en attendant le vote d'un texte définitif :

« J'estime, dit le ministre, que les Administrations hospitalières agiraient prudemment, lorsqu'il s'agit d'admettre un ouvrier victime d'accident du travail, en faisant constater, au moyen d'un certificat médical émané du médecin qui a donné les premiers secours, ou bien, à défaut, du médecin de l'hôpital, que l'hospitalisation s'impose à raison, soit de la nature de la blessure et des soins qu'exige le traitement, soit des mauvaises conditions d'installation personnelle de la victime, ayant pour conséquence l'impossibilité de la soigner utilement à domicile.

« Ce certificat, analogue aux certificats médicaux prévus par l'article 3 de la loi du 15 juillet 1893 pour les malades du service de l'assistance médicale gratuite qui doivent être hospitalisés, fournira une base solide aux réclamations que l'hôpital ou le service départemental d'assistance médicale, si ce service a désintéressé l'établissement hospitalier et s'est substitué à lui, pourrait avoir ensuite à exercer contre le patron : en effet, si l'hospitalisation est la condition nécessaire des soins médicaux, on ne comprendrait pas que l'obligation d'assurer ces soins n'entraînât pas celle de pourvoir à l'hospitalisation.

« Cette mesure se justifie par une autre considération, qui, celle-là, subsistera même lorsque le texte voté par la Chambre des députés le 23 mai aura acquis force légale. C'est que l'hôpital doit être réservé à ceux qui ne peuvent être soignés convenablement ailleurs, et que laisser occuper des lits par des ouvriers blessés dont le traitement pourrait sans danger être suivi ailleurs, ce serait risquer de priver des malheureux des soins hospitaliers que réclame leur état. On a fait observer aussi que ce serait soustraire aux médecins de ville une clientèle payante, et il convient que les administrations hospitalières se tiennent en garde contre ce que ce reproche pourrait avoir de fondé. »

Le législateur semble donc vouloir rendre plus lourdes encore les charges déjà imposées aux responsables. Que la mesure soit juste ou injuste envers les patrons, la loi est toujours la loi, et ils seront bien obligés de s'y conformer.

Mais il nous semble que la conclusion qui s'impose dans une telle discussion est de nature fort complexe.

Il serait évidemment très désirable que toutes les questions susceptibles de présenter un doute fussent réglées par un texte de loi ne donnant lieu à aucune ambiguïté.

Mais si, comme on le verra tout à l'heure, nous sommes personnellement d'avis que le chef d'entreprise doit, en cas d'hospitalisation de ses blessés, être tenu de solder la totalité des frais, notre but est totalement différent de celui du législateur.

Celui-ci, animé peut-être des intentions les meilleures, mais certainement exagérées (auxquelles s'ajoutaient peut-être aussi quelques mesquines et moins honorables préoccupations électorales), n'a eu en vue que les intérêts de l'ouvrier, très respectables évidemment, mais sans se demander quelle serait la situation ainsi créée aux patrons et autres responsables des accidents du travail.

Nous avons adressé des louanges aux sentiments de prévoyance sociale dont ont été animées l'étude et la discussion de la loi de 1898, mais nous exprimions des regrets de voir le chef d'entreprise tenu d'un jour à l'autre à de tels sacrifices pécuniaires.

Le nouveau texte de loi, proposé comme modification de l'ancien, aggravera encore les charges à lui imposées, et nous ne pensons pas qu'il soit équitable de créer un pareil état de choses, qui pourrait se définir : « tout pour les uns, rien pour les autres ».

Il nous semble qu'en droit, là comme ailleurs, la véritable solution se trouvait dans un juste milieu. Les deux opinions radicalement contraires, dont sont l'expression vivante les jugements divers analysés plus haut, ne doivent pas, à notre avis, non plus du reste que le futur texte de loi, être considérées comme la traduction de la vérité absolue. Elles ont toutes deux du bon, comme toutes deux ont du mauvais. Leurs arguments, bien que contraires, se soutiennent en vertu de ce principe que toute thèse est soutenable.

Si, d'un côté, il apparaît comme évident que l'indemnité journalière a été créée dans le but de dédommager l'ouvrier blessé de la perte de son salaire quotidien à plein travail, et aussi pour subvenir aux besoins de son ménage quand il a une famille à sa charge, ne semble-t-il pas juste, d'un autre côté, de faire bénéficier le patron d'une remise sur la somme due par lui à l'administration hospitalière, quand le but auquel est destinée l'indemnité vient à manquer ?

S'il est vrai que le patron est responsable de l'accident survenu chez lui et de ses conséquences, et doit le réparer dans la mesure du possible, en acquittant toutes les dépenses occasionnées par lui, n'est-il pas exact aussi que, soigné chez lui, l'ouvrier aurait la charge de certains frais, tels que la nourriture, le blanchissage, l'éclairage et le chauffage, par exemple, dont il paierait le montant en prenant sur son indemnité quotidienne ? Et si, en cas d'hospitalisation, cette indemnité est payable au blessé tout comme s'il subissait son traitement à domicile, n'est-il pas juste que, dans ce cas, le patron soit déchargé desdits frais ?

Nous ne voulons pas discuter sur les autres dépenses accessoires, garde, logement, frais de séjour divers, etc., dont il peut paraître équitable de charger le chef d'entreprise, puisque le blessé n'aurait pas eu à les supporter chez lui.

Mais, en droit, nous n'acceptons pas comme valable l'argument consistant à dire que le patron n'est pas fondé à se plaindre de l'excès de charges à lui imposées en cas d'hospitalisation, sous le fallacieux prétexte que les sommes dues par lui seraient bien plus considérables si le blessé était soigné à domicile. Ce n'est là qu'un petit point de détail, et il se trouve à côté de lui une question de principe autrement sérieuse, une question de droit autrement importante.

Nous résumerons cette discussion juridique en associant notre pensée à celle qui a dicté une décision de la Cour d'appel de Bourges du 20 janvier 1902, d'après laquelle le Tribunal peut, au cas d'hospitalisation, diminuer l'indemnité journalière d'une somme représentant le bénéfice réel retiré par l'ouvrier de son hospitalisation. Un tel arrêt, que l'on pourrait comparer à celui du Tribunal de Lons-le-Saulnier, cité plus haut, nous semble très important et dicté par la conception exacte des choses ; aussi est-il intéressant de le citer *in extenso* :

« La Cour,

« Sur la demande relative à un supplément d'indemnité temporaire :

« Considérant que T... (l'ouvrier) ayant été soigné pendant 32 jours à l'hôpital militaire, les conclusions de l'État tendent à ce qu'il subisse, pendant cette période, sur l'indemnité journalière qui lui est due, une réduction représentant les frais de nourriture et d'entretien dont il a profité ;

« Considérant que l'indemnité journalière que le chef d'entreprise doit à la victime représente les charges qui pèsent sur l'ouvrier pendant le chômage occasionné par l'accident ;

« Que, parmi ces charges, figurent au premier chef sa nourriture et son entretien ;

« Que, si le chef d'entreprise les acquitte en hospitalisant le malade, il a le droit de demander que le chiffre de l'indemnité soit réduit dans la mesure dans laquelle il a contribué à assister l'ouvrier ;

« Qu'en effet, en le recevant dans son hôpital et en pourvoyant à sa nourriture, il a dépassé les obligations strictes que lui impose l'article 4 de la loi ;

« Que la dépense qu'il a assumée dans ces conditions est en dehors de ce qu'il faut entendre par « les frais médicaux et pharmaceutiques » et doit venir, dans une certaine proportion, en déduction sur l'indemnité qu'il a à payer, en vertu de l'article 3 ;

« Que, sans doute, cette hospitalisation, et la nourriture, et l'entretien qu'elle procure à l'ouvrier, ne représentent pas toutes les charges auxquelles la loi a voulu pourvoir ;

« Qu'elle a également entendu parer aux besoins généraux de la famille et aux nécessités du ménage, et qu'on ne saurait admettre que les frais d'hospitalisation vinssent à absorber l'indemnité tout entière, mais que cependant il y a lieu à une retenue partielle, dans la limite où l'ouvrier a vu ses besoins les plus essentiels soulagés et assurés par les secours en nourriture et entretien qu'il a reçus du patron ;

« Considérant, d'autre part, que l'indemnité de l'article 3 présente pour l'ouvrier et pour sa famille un caractère essentiellement alimentaire ; que l'hospitalisation de la victime, qui offre un intérêt pour le chef de l'entreprise, ne doit pas avoir pour effet de causer à l'ouvrier un préjudice, et qu'on ne peut autoriser le patron à retenir sur l'indemnité le prix de la nourriture et de l'entretien qu'il a fournis, que dans la proportion où les ressources de l'assisté en ont été augmentées ;

« Considérant que le demi-salaire de T... s'élève à 2 fr. 75 par jour; qu'il y a lieu de retenir sur ce chiffre, pour les 32 jours pendant lesquels il a séjourné à l'hôpital, une somme à fixer dans les conditions qui viennent d'être exposées ;

« Considérant que l'État a entendu retenir, de ce chef, pour les frais d'hospitalisation, une somme quotidienne de 0 fr. 94 par jour ;

« Considérant que ce chiffre est exagéré ; que, comme il vient d'être dit, la réduction que le patron peut faire subir à l'indemnité doit représenter, non pas précisément le prix des fournitures faites pour la nourriture et l'entretien, mais le bénéfice réel que l'ouvrier, comparativement à ses ressources propres, a retiré de son hospitalisation ;

« Considérant qu'en raison des éléments de la cause, il convient de réduire à 0 fr. 50 par jour la somme représentant, pour T..., les frais d'hospitalisation..... »

C'est donc au système adopté par la Cour d'appel de Bourges que nous nous rallions. Devant la difficulté qu'il y a à juger une question aussi complexe, à décider laquelle des solutions en présence reflète le mieux la vérité, il est préférable de s'arrêter à un moyen terme, et de dire qu'en droit le patron sera toujours tenu à la totalité des frais d'hospitalisation, quels qu'ils soient, mais à la condition expresse que l'indemnité journalière subira une réduction plus ou moins forte, toutes les fois qu'un avantage plus ou moins grand sera retiré par l'ouvrier du fait de ladite hospitalisation.

Voilà donc notre conclusion juridique, nous voulons dire celle à laquelle il nous paraît équitable d'arriver si l'on admet par principe que les accidentés du travail ont, tout comme les autres ouvriers indigents, le droit d'être soignés dans les établissements d'assistance publique.

Or, en faisant bien entendu exception pour les cas d'urgence, où les sentiments d'humanité ont naturellement droit à la première place, nous n'admettons pas ce principe. L'opinion actuelle des médecins sur ce sujet, on le sait, est à peu près unanime pour regretter l'admission des blessés du travail dans les salles hospitalières, et cela pour plusieurs raisons exposées autre part, mais dont la principale est la disparition progressive de l'idée que l'hôpital a été créé pour soigner les pauvres.

C'est donc surtout dans le but d'empêcher de trop nombreux abus, que la conclusion des divers chapitres de ce travail sera toujours la même : si l'on ne peut arriver à la solution idéale qui permettra de soigner les accidentés de l'industrie au mieux des intérêts de tous, et si, en attendant cette solution, on continue à admettre le principe de leur hospitalisation, eh bien ! dans ce dernier cas, accablons le patron, augmentons de plus en plus ses charges, exagérons les prix de journée d'une manière toute spéciale, obligeons-le à payer sans exception tous les frais occasionnés par ses malades, réclamons-lui des honoraires pour les médecins et chirurgiens, en un mot faisons-lui une situation telle, qu'il viendra bien un moment où il comprendra que son intérêt à lui est de faire soigner ses blessés chez eux ou dans une maison de santé particulière, par un médecin qu'ils désigneront, ou, s'ils l'acceptent, par celui qu'enverra le chef d'entreprise. Et nous aurons alors obtenu le seul résultat auquel nous tendons de toutes nos forces : le triomphe du droit violé, l'hôpital aux indigents.

Telle est donc une des plus importantes questions dont

le règlement a été laissé dans l'ombre par la loi de 1898. Il est à souhaiter qu'une sérieuse revision de l'article 4 vienne lui ajouter tous les éclaircissements qui lui font défaut, pour faire de lui un chapitre des plus importants d'une loi aussi intéressante, malgré ses imperfections, que celle par laquelle sont régis les accidents du travail (1).

Une autre question, d'importance beaucoup moindre, il est vrai, a été agitée depuis la mise en pratique de la nouvelle législation.

L'article 15 de la loi stipule que « les contestations entre les victimes d'accidents et les chefs d'entreprise, relatives aux frais funéraires, aux frais de maladie ou aux indemnités temporaires, sont jugées en dernier ressort par le juge de paix du canton où l'accident s'est produit, à quelque chiffre que la demande puisse s'élever ».

(1) A propos de cette revision, plusieurs associations médicales ou syndicats de défense professionnelle se sont réunis dès le 18 octobre 1901 et ont élaboré le texte d'un nouvel article 4, destiné à remplacer avantageusement l'ancien.

Voici celui qu'ils ont proposé :

« Le chef d'entreprise est toujours et directement responsable : 1° des frais médicaux pour constatations et pour soins donnés à domicile ou à l'hôpital ; 2° des frais pharmaceutiques ; 3° des frais de pension hospitalière et de traitements spéciaux fournis par l'hôpital ou un autre établissement.

« La victime, au moment de l'accident ou en cours de traitement, est toujours libre de choisir, par elle-même ou par ses représentants, son médecin et son pharmacien parmi ceux du voisinage. Mais, en cas de contestation, les frais médicaux et pharmaceutiques sont fixés par le juge de paix du canton, conformément au tarif ouvrier de la région.

« Le chef d'entreprise pourra proposer à l'agrément du juge de paix la désignation d'un médecin, qui sera chargé de le renseigner périodiquement sur tout ce qui le touche dans l'état de la victime, par des visites faites dans des conditions qui ne nuisent pas au traitement. » (Reynès.)

Là encore, tous les cas n'ont pas été prévus. Cet article n'établit, en effet, de lien juridique qu'entre les victimes d'accidents et les chefs d'entreprise ; mais il omet de parler des différents tiers qui peuvent être interposés entre les deux parties (médecins, pharmaciens, hôpitaux et hospices). Aussi des procès ont-ils été engagés sur ce sujet et ont-ils contribué, en attendant un perfectionnement du texte législatif, à éclaircir ce point de détail.

L'on exposait, d'un côté, que le silence de la loi approuvait tacitement ce lien unique entre les blessés et les patrons, et que, par suite, une administration hospitalière (c'est là seulement le cas se rapportant au sujet traité ici) était donc sans droit, et n'était pas fondée à former contre le chef d'entreprise une demande en remboursement des frais de maladie avancés par l'hôpital; que ce dernier ne pouvait se substituer à l'ouvrier, parce que les droits et actions de celui-ci contre le chef d'entreprise pour récupérer ses frais de maladie, sont exclusivement attachés à la personne de l'ouvrier; que l'hôpital ne peut se présenter comme le mandataire du chef d'entreprise, lequel n'est pas tenu de fournir, à l'ouvrier blessé sur ses chantiers, un médecin et un pharmacien, mais seulement de payer les frais médicaux et pharmaceutiques.

Mais cette thèse a été réfutée par plusieurs arrêts, et entre autres par celui du juge de paix de Versailles (canton nord), dans son jugement du 13 septembre 1900, déjà cité plus haut :

« Attendu, dit-il, que l'article 4 de la loi du 9 avril 1898 déclare expressément que le chef d'entreprise « supporte les frais médicaux et pharmaceutiques » ; que l'action intentée pour avoir paiement desdits frais a donc son principe dans l'obligation édictée contre le patron par l'article 4 de la loi susvisée ; que le patron est obligé indistinctement envers l'ouvrier, le médecin et le pharmacien ; que la loi de 1898 s'est bornée à proclamer le principe de l'obligation du chef d'entreprise, laissant à celui, quel qu'il soit, qui a avancé les frais médicaux et pharmaceutiques, le droit d'en poursuivre le remboursement ; qu'on objecte vainement que l'article 15 de cette même loi, en donnant compétence au juge de paix du canton où l'accident s'est produit pour statuer quant auxdits frais, vise seulement les contestations entre les victimes d'accidents et les chefs d'entreprise ; que la loi a statué sur le *plerumque fit*, mais ne détruit pas, dans cet article 15, le caractère de l'action précisé dans l'article 4 qui précède ;

« Attendu que ce caractère de l'action dont s'agit, ainsi généralisé sans nuire en aucune façon aux intérêts du chef d'entreprise, est très profitable à l'ouvrier et établit son crédit ; qu'en effet il importe peu au patron, tenu au paiement des frais médicaux et pharmaceutiques, de payer entre les mains de la victime de l'accident ou d'un tiers ayant avancé les frais dont s'agit ; que, d'autre part, la loi a voulu assurer immédiatement à l'ouvrier, victime d'un accident du travail, les secours du médecin et du pharmacien, mais que ce but ne serait qu'imparfaitement atteint si les médecins et pharmaciens n'étaient pas garantis par un recours direct contre le chef d'entreprise, car ils pourraient craindre que l'ouvrier, touchant son indemnité journalière, apporte de la négligence ou de la mauvaise volonté à leur payer leurs honoraires et médicaments ;

« Attendu qu'il est encore articulé que, si l'on admet l'existence d'un lien de droit entre le chef d'entreprise, et les médecins, pharmaciens ou établissements hospitaliers, il y a parité de motifs pour soutenir que ce lien de droit existe également entre ce même chef d'entreprise et les autres fournisseurs de son ouvrier blessé : boulangers, bouchers, etc. ; qu'un pareil système, suivi de telles conséquences, ne peut évidemment être appliqué ;

« Mais attendu que les textes et l'esprit de la loi du 9 avril 1898 répugnent énergiquement à semblable interprétation ;

« Attendu, en effet, que cette loi accorde à l'ouvrier blessé, et en cas d'incapacité temporaire, une double indemnité : 1° indemnité journalière de moitié de son salaire ; 2° remboursement des frais médicaux et pharmaceutiques. Elle oblige d'abord le chef d'entreprise à payer la moitié du salaire de l'ouvrier, et il se trouve libéré, quant à la première indemnité, en versant la moitié dudit salaire, sauf à l'ouvrier à employer la somme par lui touchée à sa guise, bien ou mal, mais sans que ses fournisseurs, impayés au cours de sa maladie, puissent se retourner contre le patron ; elle déclare ensuite le patron tenu d'acquitter les frais médicaux et pharmaceutiques, et, par ses expressions beaucoup plus larges, elle indique que les chefs d'entreprise sont obligés non pas seulement, comme pour la première indemnité, envers la victime de l'accident, mais aussi envers les tiers qui auront avancé les mêmes frais ;

« Attendu, au surplus, et très subsidiairement, qu'il n'est nullement démontré que l'action accordée, par l'article 4 de la loi du 9 avril 1898, à l'ouvrier blessé pour le recouvrement des frais médicaux et pharmaceutiques, que cette action, disons-nous, soit, comme le prétend le défendeur, attachée exclusivement à la personne de l'ouvrier ; que la loi précitée est muette sur ce point, et que, dans le silence du législateur, l'hôpital-hospice pourrait encore, par voie oblique et exerçant les droits de son débiteur, intenter l'action dont il s'agit, et ce, par application de l'article 1166 du Code civil... »

Les termes de cet arrêt exposent d'une façon très précise et fort complète tous les éléments de la question en discussion.

Il en résulte que les sommes, allouées à un blessé ou à ses ayants droit, ne doivent être remises, par le créancier responsable, qu'entre les mains des personnes à qui elles sont destinées, ou, dans le cas contraire, seulement en échange d'une quittance qui devra justifier du paiement de ces frais.

C'est là, du reste, ce qui, dès l'abord, semblait le plus conforme à la logique; il était néanmoins bon que la jurisprudence confirmât cette manière de voir, comme il serait encore meilleur que, une fois pour toutes, un remaniement du texte législatif vînt en corriger toutes les imperfections.

CHAPITRE III

Les Certificats.

L'article 11 de la loi du 9 avril 1898, modifié par celle du 22 mars 1902, stipule que, dans les quatre jours qui suivent un accident occasionné par le travail, le chef d'entreprise, qui déjà a dû, dans tous les cas, faire à la mairie la déclaration dudit accident, doit, si la victime n'est pas rétablie à ce moment, y déposer aussi, contre remise immédiate d'un récépissé, un certificat de médecin indiquant l'état du blessé, les suites probables de l'accident et l'époque à laquelle il sera possible d'en connaître le résultat définitif.

Il ajoute aussi que la déclaration d'accident pourra être faite dans les mêmes conditions par la victime ou ses représentants (1), jusqu'à l'expiration de l'année qui suit l'accident.

(1) Par ce mot de « représentants de la victime », il faut entendre, ainsi que l'a indiqué la circulaire du ministre du Commerce du 21 août 1899, relative à l'application des articles 11 et 12 de la loi : ses ayants droit, ses ayants droit éventuels, ses parents et même ses amis ou voisins, pourvu que le maire soit mis suffisamment à même d'apprécier que la déclaration est réellement faite en son nom et dans son intérêt.

De plus, ladite circulaire explique qu' « obligatoire pour le chef d'entreprise ou son délégué, la déclaration est facultative pour la victime elle-même ou ses représentants ».

Ce certificat médical, encore appelé de premier constat, est une pièce de la plus grande importance, puisque, dans un certain nombre de cas, après qu'elle a été adressée par le maire au juge de paix du canton où l'accident s'est produit, ce dernier procède à une enquête approfondie et détaillée concernant les éléments qui peuvent intéresser la cause. (Ainsi l'ordonne l'article 12, toutes les fois que, d'après le certificat médical, la blessure paraît devoir entraîner la mort ou une incapacité permanente, absolue ou partielle, de travail, ou lorsque la victime est décédée.)

La question des certificats, de premier constat ou autres, délivrés à propos de la loi de 1898, intéresse au plus haut point les membres du corps médical. On a vu l'importance de tout premier ordre du rôle qui leur est confié dans l'interprétation de la loi ; ils doivent donc, dans le cas particulier, bien mesurer la valeur de leurs déclarations, puisqu'on les considère comme celles d'un arbitre dont on ne discute pas les décisions, et que sur elles s'engagent en effet de très nombreux procès.

Et ceci est d'autant plus vrai que, par suite du grand nombre des accidents du travail signalés (1), il n'est probablement pas un seul médecin, depuis celui des grandes villes jusqu'au plus modeste praticien de la campagne, qui n'ait, non pas une fois, mais très souvent dans sa carrière, à délivrer des certificats médicaux en exécution de la loi du 9 avril 1898 (2).

(1) 232.976 déclarations d'accidents ont été faites dès et pendant la seule année 1900 ; par suite de l'extension inévitable qu'est appelée à prendre la loi, par suite aussi de la simulation souvent impossible à déjouer, cet énorme chiffre ne peut qu'aller en augmentant.

(2) Il n'en était pas ainsi jusqu'à l'année 1898 : avant elle, il était relati-

La question ne concerne donc pas que la médecine légale, et tous les praticiens reconnaissent son grand intérêt déontologique.

Dans le cadre particulier qui fait le sujet de ce travail, nous n'avons pas à nous occuper de déterminer en détail le fond et la forme de ces pièces médico-légales. Qu'il suffise de conseiller, avec M. le professeur Brouardel (1), de garder toujours, dans la rédaction d'un certificat, la plus grande prudence, la réserve la plus absolue, de faire soi-même tous les examens nécessaires, sans prêter grande attention à tout ce que raconte la personne intéressée; de ne pas affirmer si l'on n'a pas la preuve de ce que l'on avance ; de ne noter que ce qu'on a vu et constaté ; et, pour éviter autant que possible les exigences du demandeur, de ne pas écrire en sa présence, presque sous sa dictée.

Le seul point important concernant particulièrement notre sujet, consiste simplement dans les rapports entre l'hospitalisation des blessés du travail et la délivrance des certificats médico-légaux.

La question a été réglée par deux circulaires de M. Napias, alors directeur de l'Administration générale de l'Assistance publique, aux directeurs des hôpitaux et hospices, la première en date du 4 mai 1900, la seconde du 28 février 1901 (2).

Ces deux circulaires sont fort complètes et très importantes, car elles établissent, en lui accordant une consécra-

vement beaucoup plus rare que des certificats fussent nécessaires ; la loi sur les accidents du travail a changé tout cela.

(1) P. Brouardel, *La Responsabilité médicale.*

(2) *Recueil de documents sur les accidents du travail réunis par le Ministère du Commerce* (Direction de l'Assistance et de la Prévoyance sociales), n° 1, Lois, règlements et circulaires.

tion officielle, le nouveau *modus vivendi* à observer dans le cas particulier. Dans un travail concernant tout ce qui se rattache à la question de l'hospitalisation des victimes des accidents du travail, il est donc intéressant de citer le texte de ces deux documents :

CIRCULAIRE

adressée par le Directeur de l'Administration générale de l'Assistance publique à Paris aux Directeurs des hôpitaux et hospices, en date du 4 mai 1900.

« Monsieur le Directeur, je vous prie de notifier à MM. les chefs de service les instructions que vient de me donner M. le Ministre du Commerce en ce qui concerne l'établissement des certificats médicaux prévus par l'article 11 de la loi du 9 avril 1898 sur les accidents du travail.

« M. le Ministre a décidé que, toutes les fois qu'un blessé victime d'un accident du travail aurait été transporté dans un hôpital, MM. les chefs de service ne pouvaient se refuser à délivrer les certificats médicaux dont il s'agit, puisqu'ils sont seuls qualifiés pour faire toutes constatations médicales sur les malades traités dans leurs services, et que, d'ailleurs, l'état de ces malades ne saurait être utilement constaté par des médecins du dehors qui n'ont pas été présents au moment du premier pansement fait au blessé.

« M. le Ministre ajoute qu'on ne saurait perdre de vue, en effet, que le certificat médical prévu et prescrit par l'article 11 de la loi du 9 avril 1898, n'est pas destiné à fixer les droits des parties, et qu'il n'a qu'un but : préciser dès l'origine, et, pour ainsi dire, sur-le-champ, l'état de la victime, et, par l'indication des suites probables de l'accident, mettre la mairie à même de provoquer, s'il y a lieu, l'enquête de juge de paix. La compétence et l'autorité du médecin des hôpitaux, qui n'est en l'espèce ni le médecin du patron ni le médecin de la victime, ne paraissent pas pouvoir être mises en doute.

« La décision de M. le Ministre du Commerce implique ainsi, formellement, l'interdiction à tout médecin du dehors de venir constater l'état des victimes d'accidents du travail qui auraient été admises dans les hôpitaux ; mais, par contre, elle implique aussi, non moins formellement, l'obligation pour MM. les chefs de service de délivrer tous les certificats qui leur seraient demandés.

« Ainsi que l'a admis, en principe, M. le Ministre du Commerce, les certificats médicaux établis par MM. les chefs de service ne seront pas, bien entendu, délivrés à titre gratuit, et, en conformité d'un avis émis par le Conseil de surveillance, avis qui a été approuvé, d'autre part, par M. le Préfet de la Seine, j'ai décidé qu'une rémunération de 5 francs leur serait attribuée pour chaque certificat délivré.

« Hors donc qu'un chef d'entreprise vous fera la demande d'un certificat, vous aurez à lui faire verser par avance la somme de 5 francs, représentative de cette indemnité, qui sera remise par vos soins au chef du service intéresssé.

« Si, au contraire, la demande émane de la victime elle-même, qui, aux termes de la loi, est également qualifiée pour prendre l'initiative de la déclaration de l'accident, et si le demandeur n'est pas en mesure de verser immédiatement la somme de 5 francs, vous aurez à en faire l'avance, à charge d'en poursuivre ultérieurement le recouvrement : en cas de difficultés à ce sujet, vous auriez à me demander des instructions.

« Il est bien entendu que les certificats dont il s'agit pourront être, dans la majeure partie des cas, signés par les internes (1), mais seulement par ceux d'entre eux, de nationalité française, qui se trouvent indiqués sur les listes approuvées par M. le Préfet de la Seine que je vous envoie trimestriellement, comme pouvant exercer la médecine dans nos établissements.

« En terminant, il me paraît utile d'appeler à nouveau l'attention de MM. les chefs de service et de MM. les internes sur les

(1) Internes du service ou interne de garde.

indications que doivent contenir, aux termes de la loi, les certificats médicaux délivrés à la suite d'accidents de travail.

« L'article 11 de la loi du 9 avril 1898 prescrit que ces certificats indiqueront « l'état de la victime, les suites probables de l'accident et l'époque à laquelle il sera possible d'en connaître le résultat définitif. »

« Il est évident qu'il sera toujours possible de répondre aux prescriptions de la loi sur le premier point, et que MM. les chefs de service et MM. les internes pourront dans tous les cas attester l'état de la victime au moment de la délivrance du certificat, ainsi que le caractère de la blessure reçue.

« Mais, sur les deux autres points : « suites probables » de l'accident et « époque à laquelle il sera possible d'en connaître le résultat définitif », il pourra très souvent, le certificat devant être établi dans les 48 heures (1) qui suivent l'accident, leur être très difficile, pour ne pas dire impossible, de fournir des indications sans risque de formuler un pronostic incertain. Ces renseignements sont, cependant, d'une haute importance, et, conformément aux instructions de M. le Préfet, je vous prie d'insister auprès de MM. les chefs de service et de MM. les internes pour que, toutes les fois qu'ils seront en état de les fournir, ils donnent ces indications sur les certificats qu'ils sont appelés à délivrer.

« Lorsqu'ils ne croiront pas pouvoir formuler de pronostic certain sur les résultats ultérieurs du traumatisme, ils devront terminer leur certificat par la formule suivante : « Le soussigné « déclare qu'en l'état actuel il lui est absolument impossible de « pronostiquer les suites probables de l'accident, ni d'indiquer « l'époque à laquelle il sera possible d'en connaître le résultat « définitif. »

(1) Cette circulaire, écrite avant les modifications apportées à la loi du 9 avril 1898, par celle du 22 mars 1902, ne concorde donc pas avec lesdites modifications. On sait que le délai de 48 heures est maintenant porté à 4 jours.

CIRCULAIRE

adressée par le Directeur de l'Administration générale de l'Assistance publique à Paris aux Directeurs des hôpitaux et hospices, en date du 28 *février* 1901.

« Monsieur le Directeur, M. le Ministre du commerce m'a invité à rappeler, en les complétant sur certains points, les instructions contenues dans ma circulaire du 4 mai 1900, relative à la délivrance des certificats médicaux prévus par l'article 11 de la loi du 9 avril 1898 sur les accidents du travail.

« M. le Ministre insiste, en premier lieu, pour que toute diligence soit faite dans les hôpitaux et hospices, en ce qui touche la délivrance des certificats dont il s'agit. Il ne faut pas perdre de vue, en effet, que la déclaration d'accident doit être faite à la mairie dans les 48 heures (1) qui suivent l'accident et non l'hospitalisation. Il est donc de toute nécessité que le certificat médical qui vous serait demandé pour être joint à cette déclaration, soit établi immédiatement après l'entrée du blessé à l'hôpital, sous peine de mettre le chef d'entreprise, qui le plus souvent n'aura pas pu faire établir un certificat médical avant le transport de la victime à l'hôpital, en état de contravention involontaire et de paraylser ainsi l'application de la loi.

« M. le Ministre insiste, en second lieu, sur la nécessité de mentionner sur le certificat les suites probables de l'accident et l'époque éventuelle de la guérison, lacunes qu'il a été à même de constater sur un grand nombre de certificats qui lui ont été soumis. Ces indications sont indispensables pour permettre au maire de reconnaître s'il doit ou non mettre en mouvement l'enquête du juge de paix. M. le Ministre reconnait toutefois que très souvent il peut être bien difficile au médecin de répondre d'une façon très précise aux obligations de la loi ; mais ces obligations n'en exis-

(1) Voir la note 1, p. 90.

tent pas moins, et, toutes les fois que le médecin sera dans l'impossibilité de formuler un pronostic certain, il devra mentionner son doute sur le certificat délivré. Je rappellerai, à cette occasion, ma circulaire du 4 mai 1900, dans laquelle je vous disais que, dans ce cas, il y avait lieu de terminer le certificat par la formule ci-après *(Voir la première circulaire)*. Mais il est bien entendu que ces cas doivent former l'exception.

« De même, il est indispensable que le certificat constate d'une manière précise l'état de la victime au moment même de la délivrance du certificat, ainsi que le caractère de la blessure reçue. Je vous prie d'insister de nouveau auprès de MM. les membres du corps médical pour que, dans tous les certificats qu'ils seront appelés à établir, leur diagnostic soit toujours aussi précis que possible.

« M. le Ministre m'a demandé, d'autre part, qu'il soit délivré, soit au chef d'entreprise ou à son assureur, soit à l'ouvrier ou à ses représentants, qui peuvent en avoir besoin pour le dossier à constituer en vue de l'enquête judiciaire et éventuellement de l'instance, une copie, administrativement certifiée, du certificat médical qui aura été délivré pour être joint à la déclaration d'accident faite à la mairie. D'accord avec le Conseil de surveillance, je ne vois aucun inconvénient à ce que vous remettiez des copies du certificat dont il s'agit, et, dans ce but, vous voudrez bien dorénavant ouvrir un registre ou un simple carnet, sur lequel sera transcrit chacun des certificats. Ainsi que M. le Ministre en a admis le principe, ces copies ne seront pas délivrées à titre gratuit, et elles seront remises aux demandeurs moyennant une redevance qui sera fixée à 0 fr. 50 pour frais de recherches, qui seront acquis à l'Administration.

« En dernier lieu, enfin, M. le Ministre m'a demandé d'étudier le point de savoir si, sans revenir sur les instructions qu'il m'a données précédemment et qui font l'objet de ma circulaire du 4 mai 1900, et sans admettre que le médecin du patron ou de l'assureur puisse être autorisé à délivrer un certificat sur l'état d'un blessé hospitalisé ou à toucher à ses pansements, il ne serait pas possible de permettre à ce médecin d'avoir accès à l'hôpital pour y voir les victimes hospitalisées, et, à l'aide des renseignements verbaux qu'il pourrait recueillir auprès du chef de service ou de l'interne, se faire une idée de l'état des victimes en vue de ses propositions d'indemnités.

« Sur l'avis conforme émis par le Conseil de surveillance, j'ai décidé que les médecins des chefs d'entreprise ou des compagnies d'assurances, de même, d'ailleurs, que les médecins des victimes elles-mêmes, pourraient être autorisés à visiter les blessés admis dans les hôpitaux, mais sous la réserve expresse, toutefois, qu'ils ne pourront, en aucun cas, toucher aux pansements ni faire tout autre acte de nature à compromettre la santé du malade. Afin d'éviter toutes les difficultés, les autorisations d'accès seraient délivrées par vous, et les médecins dont il s'agit pourraient assister à la visite du chef de service, afin de se rendre compte *de visu*, au moment où le pansement serait refait, de l'état du blessé ; ils pourraient, d'ailleurs, revenir ultérieurement, aussi souvent qu'ils en auraient besoin, mais sous les réserves et conditions spécifiées plus haut. »

Le titre V de la loi sur les accidents du travail, concernant les dispositions générales à observer dans l'application de cette loi, stipule, dans l'article 29, que « les procès-verbaux, *certificats*, actes de notoriété, significations, jugements et autres actes faits ou rendus en vertu et pour l'exécution de la présente loi, sont délivrés gratuitement, visés pour timbre et enregistrés gratis lorsqu'il y a lieu à la formalité de l'enregistrement ».

Il allait sans dire que cette gratuité ne concernait que le compte du Trésor, sans imposer à des tiers des charges sans compensation ; cela est d'autant plus vrai, que le deuxième alinéa du même article 29 détermine aussitôt après la fixation des honoraires des greffiers de justice de paix, pour leur assistance et la rédaction des actes qui viennent d'être cités.

Il apparaissait donc évident que les autres frais occasionnés par ces certificats, et, parmi eux, surtout les honoraires des médecins qui les avaient délivrés, devaient être officiellement garantis, les dispositions générales de l'article 29 ne paraissant point opposables auxdits médecins.

Et, de fait, ces pièces officielles sont prévues par la loi, elles font en quelque sorte partie accessoire de ce que l'on appelle d'une manière générale « les frais médicaux et pharmaceutiques », dont le paiement incombe à la personnalité civile légalement responsable de l'accident.

Telle a été, en effet, l'opinion du Comité consultatif des assurances contre les accidents du travail, exprimée dans son avis du 31 mai 1899. Il y expose que, dans le cas prévu par l'article 11, un « certificat de médecin » devant être joint à la déclaration d'accident, le chef d'entreprise se trouve astreint, sous les sanctions énoncées par l'article 31, à cette production complémentaire, aussi bien qu'à la déclaration elle-même; qu'il est donc tenu de se procurer à ses frais le certificat médical, ainsi du reste que l'a déjà établi l'interprétation administrative pour l'exécution des dispositions identiques contenues dans les lois des 2 novembre 1892 et 12 juin 1893.

Ainsi en a décidé également le juge de paix de Grenoble (canton Sud) le 10 janvier 1900, d'après lequel on peut ajouter aux frais médicaux et faire supporter par le patron les frais du certificat médical.

Tel a été enfin l'avis du juge de paix de Cerisay (Deux-Sèvres), dans un jugement du 27 mars 1900.

C'est donc là un point de droit bien établi : dans les cas ordinaires d'hospitalisation, l'on doit considérer que c'est le patron qui a choisi lui-même ce mode de traitement, le blessé ayant consenti à s'y soumettre. Le cas est donc identique à celui de l'ouvrier acceptant en ville le médecin envoyé par le chef d'entreprise, ce dernier est donc tenu aux frais se rapportant au certificat médical.

Mais, par contre, un avis opposé a été exprimé quand a été envisagé le cas où ce serait l'ouvrier, et non le patron, qui aurait désigné le praticien chargé du traitement.

Il est intéressant de noter à ce sujet cette opinion du juge de paix de Marseille (7e canton) en date du 10 octobre 1899, d'après laquelle, dans les cas de ce genre, c'est à l'ouvrier qu'incombe le paiement de ces frais accessoires :

« Attendu, dit-il, que s'il n'avait pas plu à T... (le blessé) de refuser l'assistance du médecin offert par son patron et d'en choisir lui-même un autre, il n'aurait à demander aucun coût de certificat ; que, ces frais, il lui a plu de les causer à lui-même et qu'ils ne peuvent donc être supportés par le patron....., etc. »

Il nous semble qu'on peut donc assimiler ce cas à celui de l'ouvrier qui, après avoir refusé le médecin du chef d'entreprise, refuse également d'en désigner un lui-même, et demande à être hospitalisé. Là aussi, il a en quelque sorte choisi son médecin, c'est donc sur lui que doit retomber, à notre avis, la charge des frais dus au certificat médical ; le médecin n'y perdra rien, il n'aura fait que changer de débiteur.

Un autre point de détail a encore reçu la sanction officielle. Il a été dit plus haut que l'article 11 de la loi laissait à la victime ou à ses représentants la faculté de faire, personnellement, dans les conditions voulues, la déclaration de l'accident, et cela, jusqu'à l'expiration de l'année qui sui cet accident.

Le Comité consultatif des assurances contre les accidents du travail, dans son avis du 31 mai 1899 déjà cité, dit que, si les personnes ainsi désignées ont pris l'initiative d'user du droit que leur confère la loi, elles sont évidemment tenues de supporter les frais dudit certificat. Nous ne citons du reste cet avis que parce qu'il concorde parfaitement avec celui exprimé par M. le Directeur de l'Assistance publique dans sa circulaire du 4 mai 1900 (7e alinéa).

Il faut encore ajouter que partout, à l'hôpital comme ailleurs, les certificats de premier constat ne sont pas seuls susceptibles d'être demandés aux médecins. Ces derniers peuvent être sollicités d'en fournir de toutes sortes (1), à propos desquels, soit dit en passant, ils auront intérêt à se montrer très méfiants, et de garder la plus extrême réserve. Mais ces certificats, dont la variété peut être aussi infinie que celle des différents buts auxquels ils sont destinés, ne concernent nullement notre sujet.

Nous terminons ce chapitre en signalant un dernier point

(1) Il est à peine besoin d'ajouter que le paiement de ces certificats n'est pas garanti par la loi, car leur délivrance dépend exclusivement de la volonté de l'ouvrier ; il n'y a du reste, à ce sujet, aucun tarif en usage, le médecin est laissé libre de le fixer lui-même ; aussi sera-t-il souvent prudent de s'entendre préalablement sur le montant des honoraires qui seront ultérieurement réclamés.

pouvant donner lieu à contestations, et dont le règlement a reçu aussi une consécration juridique : il s'agit des frais du certificat médical nécessaire dans certains cas pour obtenir l'hospitalisation de la victime (par exemple quand le blessé est étranger à la commune).

A propos d'un cas de ce genre, le juge de paix de Cerisay, dans son jugement du 27 mars 1900, déjà cité autre part, en attribue le paiement au patron :

« Attendu, dit-il, que..... pour les deux certificats délivrés..... il y a assurément lieu d'en faire supporter les frais à P..... (le chef d'entreprise); qu'en effet les deux certificats avaient chacun leur destination et s'imposaient; qu'ils étaient indépendants l'un de l'autre; que le premier..... nous avait été adressé en conformité de l'article 12 de la loi..... ; enfin, que le second certificat, devant servir à l'hospitalisation de la victime, avait aussi été produit à cet effet, etc. »

Cette décision nous semble concorder absolument avec les vues du législateur, et il n'a été émis, à notre connaissance, aucun avis contradictoire ; du reste, la loi ayant créé la personnalité civile responsable des frais médicaux et pharmaceutiques, il semblait a priori évident que les dépenses accessoires se rapportant au traitement des blessés du travail devaient lui être attribuées.

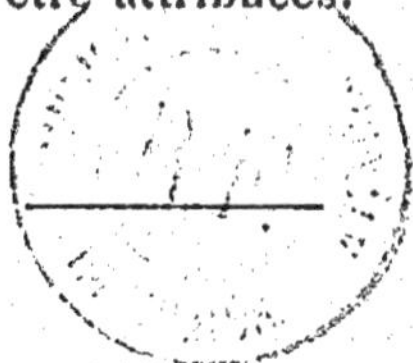

CHAPITRE IV

Les honoraires des Médecins et Chirurgiens des hôpitaux en cas d'hospitalisation des victimes des accidents du travail.

Parmi les nombreuses questions accessoires qu'a forcément soulevées autour d'elle l'application de la loi du 9 avril 1898, il en est une qui, depuis quelque temps, a été présentée à l'examen et au jugement, non seulement des médecins et chirurgiens des hôpitaux, mais aussi des autorités administratives, dont plusieurs syndicats médicaux et associations professionnelles ont cherché, par de nombreuses démarches, à obtenir l'approbation.

Cette question, qui, au premier abord, pourrait sembler peu importante et ne concerner qu'un point assez spécial n'intéressant que les seuls membres du corps médical, chefs de service ou autres, n'est pas ce qu'un examen superficiel pourrait faire penser d'elle ; elle relève de plus haut, et son but est noble, puisque, conformément à la pensée directrice qui nous guide, il vise à assurer et à réserver à titre gratuit les soins médicaux aux vrais indigents, ou, plus exactement, aux seuls indigents ayant droit à ce titre, puisqu'ils n'ont pas derrière eux un répondant tenu de solder pour eux les frais d'hospitalisation. Cette question est celle des honoraires personnels des chefs de services hospitaliers dans les cas où les victimes des risques professionnels sont confiées à leurs soins.

Un certain nombre de chirurgiens, évidemment guidés par les plus louables sentiments, et convaincus que dans aucun cas leurs fonctions à l'hôpital ne devaient être rémunérées, en dehors du modeste traitement qui leur est officiellement attribué (1), se sont tout d'abord refusés même à examiner la question. Ils avaient, disaient-ils, trop souci de la noblesse de leur mandat pour consentir à être honorés en paiement de soins donnés à l'hôpital ; ils n'acceptaient pas l'idée que, une fois mis en présence des malades de leurs services, ils pourraient avoir à rechercher quel était leur état social à chacun, s'ils étaient ou non de vrais nécessiteux au sens légal du mot, ou si, au contraire, ils dépendaient d'un chef d'entreprise, d'un syndicat de garantie ou d'une Compagnie d'assurances. (Il faut dire de suite que cette dernière recherche aurait été absolument dénuée de dignité, et qu'il aurait été inadmissible de voir les chefs des services procéder ainsi à des enquêtes individuelles dans le but de percevoir des honoraires. Mais, ainsi que nous le verrons plus loin, il n'était même pas question de telles enquêtes, les choses pouvant très bien être réglées par voie administrative.)

D'autre part, on objectait encore qu'une adhésion des médecins et chirurgiens n'aurait dans cette discussion aucune valeur, pour le simple motif que, sans être toutefois

(1) Ce traitement n'est pas supérieur à 1.200 francs par an.

des fonctionnaires, ils ne sont absolument rien dans la direction et dans l'administration de l'hôpital ; qu'ils sont soumis à des règlements ; que leur intervention est nulle dans l'admission des malades confiés à leurs soins ; qu'ils doivent ces derniers à tous sans aucune distinction, et n'ont pas le droit de se préoccuper de l'état social des blessés qu'ils trouvent reçus dans leurs salles ; que leur appui moral serait seulement platonique et sans aucun résultat pratique en la circonstance ; qu'il ne pourrait, en effet, se manifester que par des vœux, ou encore par une approbation des réclamations formulées par les diverses associations professionnelles, en résumé par fort peu de chose.

De plus, on a fait remarquer, en ce qui concerne plus particulièrement Paris, que, contrairement à la situation correspondante en province, où (de nombreux jugements l'ont ainsi décidé) les chirurgiens des hôpitaux peuvent, depuis quelque temps, se faire rémunérer dans le cas spécial des accidentés du travail, il existait à Paris, entre l'administration de l'Assistance publique et les chefs de service, une sorte d'accord tacite reconnaissant la gratuité absolue du mandat de ces derniers (sans parler naturellement de leur modique traitement, qui n'est en somme qu'une indemnité).

Il est à peine besoin de faire remarquer que cet accord tacite, si accord tacite il y a, n'avait sa raison d'être et son excuse que lorsque les abus n'étaient pas aussi nombreux et aussi criants, et que l'apparition de ces derniers n'a pu que le faire disparaître.

Du reste, il y a très peu de temps encore, il existait aussi bien en province qu'à Paris ; et si la jurisprudence, qui n'a rien à voir avec les latitudes, l'a condamné en province, il n'a plus aucune raison de persister dans la capitale, où les motifs de sa suppression sont aussi réels, et où, plus que partout ailleurs, un intérêt supérieur de défense professionnelle milite en faveur de sa disparition.

D'autres critiques ont encore été formulées. L'une d'elles, qui nous a paru sérieuse, a cependant le tort de réunir et de confondre dans une même discussion deux questions qui, bien qu'ayant ensemble de nombreux points de liaison, ne sont cependant pas identiques, et présentent chacune des points de vue tout à fait spéciaux : celles de l'admission, dans les salles hospitalières, d'une part des accidentés du travail, d'autre part des malades payants.

Quoi qu'il en soit, il a été dit que, si le principe du paiement d'honoraires aux chefs de service était un jour admis, l'on aurait donné place à un précédent extrêmement fâcheux et critiquable, et tracé le chemin à une idée, à une théorie mauvaise, qui semble du reste déjà être en chemin et arriverait peut-être bien vite aux pires exagérations si l'on n'y mettait pas obstacle : celle de l'acceptation, dans les hôpitaux, de tous les malades, quels qu'ils soient, à la seule condition qu'ils consentent à payer les soins dont ils seront l'objet et aussi les honoraires du chef du service dans lequel ils auront été admis.

On a fait valoir que, déjà, les administrations des hôpitaux parisiens faisaient payer la somme de 5 francs par jour, à titre de frais de séjour, de nourriture et de soins médicaux, à plusieurs catégories de malades, parmi lesquels il faut citer les habitants de la province ne pouvant justifier d'un domicile à Paris, que l'on admet par faveur spéciale, et, parmi les autres, ceux qu'une enquête administrative a fait reconnaître non indigents, ainsi que ceux qui, spontanément et sans enquête, se sont reconnus en état de payer cette modeste subvention.

De cette tolérance, qu'est-il résulté, a-t-on fait remarquer? Une conséquence fâcheuse. En effet, lesdites catégories de malades ne sont plus très éloignées de considérer l'hospitalisation comme un droit, et de se regarder comme quittes vis-à-vis des administrations, ne pensant pas être en reste avec elles par le paiement de cette somme quotidienne de 5 francs.

Suivant toujours le même raisonnement, l'on a encore ajouté que, si les chefs de service admettaient le principe de la non-gratuité de leur mandat, l'on observerait bien vite l'exagération d'un fait déjà signalé et susceptible de présenter de fâcheuses conséquences : les malades s'habitueraient à considérer l'hôpital — nous ne dirons pas comme un lieu où il n'est pas honteux d'entrer, car l'indigence n'a rien de honteux, elle n'a droit, au contraire, qu'au respect — mais comme une grande maison de santé publique, où toutes les classes de la société ont le droit de se rencontrer.

Et alors, que verra-t-on résulter de tout cela ? Ce que l'on ne voit déjà que trop : la place des pauvres prise par des malades qui, ou bien sont payants, ou bien seraient parfaitement capables de l'être.

Ces graves inconvénients, faisait-on remarquer en terminant, sont surtout à craindre à Paris, et cela pour deux raisons : d'abord, il est très probable qu'une grande administration comme l'Assistance publique, véritable gouffre pour l'argent, ce qui s'explique et s'excuse en partie par les frais énormes auxquels elle a à faire face, ne refusera jamais une source de recettes quelle qu'elle soit; et peut-être, ne serait-elle pas très éloignée de consentir à se transformer elle-même en une formidable maison d'assistance ouverte à tous.

Ensuite, l'idée socialiste s'est naturellement mêlée à la discussion, et, comme toujours, en y agitant des arguments et des vues à caractère chimérique, dont l'excellence et la perfection apparentes sont réduites à zéro par suite de l'impossibilité de leur réalisation et de leur mise en pratique, a contribué pour sa part à ouvrir la voie au principe dont il faut proclamer bien haut l'inanité et l'injustice : l'hôpital libre pour tous.

M. Landrin, conseiller municipal de Paris, qui s'est fait le champion de l'idée en question, disait, à la séance du Conseil du 30 décembre 1902, en être le partisan convaincu « parce que le certificat d'indigence est une injure, la charité une insulte; parce que la charité doit être remplacée par la solidarité, et que, tous les citoyens étant solidaires, ils ont tous droit à l'hôpital ; il faut, par conséquent, poursuivre la municipalisation absolue des hôpitaux et des médecins, qui ne seront plus que des fonctionnaires ».

Signalons en passant le caractère d'utopie et de fiction de théories aussi insensées, nous contentant d'en extraire seulement cette idée du « médecin-fonctionnaire », qui certainement ne serait jamais acceptée par les médecins et chirurgiens des hôpitaux; ceux-ci considèrent leur rôle comme trop noble pour accepter une pareille dépendance. Comme le dit M. le docteur Thiéry, cette théorie du « fonctionnarisme à outrance », supprimant toute personnalité, est absolument blâmable et doit être énergiquement combattue, bien qu'elle soit dans les idées du jour.

Quoi qu'il en soit, la conclusion de cette critique, ainsi que le faisait remarquer M. le docteur Hamon à la séance publique du 20 janvier 1903 du Syndicat des médecins de la Seine, revenait à dire : Si l'on obtient un jour que les chirurgiens des hôpitaux soient honorés pour les soins qu'ils donnent aux blessés du travail, on aura rendu officiellement licites les faits que nous venons de signaler, et qui ne sont aujourd'hui que tolérés dans les salles des pauvres.

Cette argumentation, très solide, et paraissant d'autant plus spécieuse que sa conclusion se confond à peu près avec celle des partisans de l'idée opposée, à savoir le grave dommage que risquent d'éprouver les pauvres, cette argumentation, disons-nous, malgré toute sa force, ne nous semble pas devoir faire changer notre opinion dans cette discussion.

Sans doute, la reconnaissance d'une dette d'honoraires aux chefs de service pourra être suspectée de devenir une pente un peu dangereuse sur laquelle risquera de glisser le but charitable de l'institution des hôpitaux. Mais ce ne sera jamais que pour un temps, puisqu'il est permis de prévoir le jour où l'hospitalisation des non-indigents ne sera plus qu'un souvenir ; et surtout cette pente sera moins à craindre que la pente inverse, puisque l'on a vu tous les abus suscités par les avantages pécuniaires indubitables d'un traitement suivi à l'hôpital.

Peut-être aussi le public, se voyant réclamer quelque chose, arguera-t-il de cette non-gratuité pour répugner de moins en moins à venir demander des soins dans les établissements d'assistance publique, sous le prétexte que, puisqu'il paye, ce n'est plus une faveur qui lui sera accordée. Ce sera alors l'occasion de lui montrer qu'il jouissait encore là d'un avantage non mérité, en augmentant d'une manière toute spéciale à son adresse le tarif du prix de journée, et en lui rendant ainsi impossible, en tant qu'exagérément dispendieux, le séjour à l'hôpital, en un mot en lui prouvant que son intérêt consiste à ne plus faire dévier de son but l'idée fondamentale de charité sociale dont est sortie l'institution des établissements hospitaliers.

Il est possible aussi qu'en ce qui concerne particulièrement Paris, l'Assistance publique se laisse entraîner facilement à disposer de ses lits d'une manière un peu trop prodigue en faveur de malades payants.

En un mot, nous sommes loin de prétendre que les arguments opposés à notre idée n'ont pas de valeur ; ils en ont, au contraire, mais pas assez, à notre avis, pour pouvoir être considérés comme l'expression exacte de la réalité.

Il nous paraît plutôt que la rétribution personnelle des chefs de service, se joignant aux frais déjà considérables exigés des chefs d'entreprise ou des sociétés répondantes qu'ils se sont substituées, sera un obstacle des plus puissants contre l'envahissement véritablement abusif des salles hospitalières qu'ont mis en pratique, par raison d'intérêt et d'économie, tous ceux que leur situation légale a rendus responsables des accidents du travail et de leurs conséquences pécuniaires.

Et ceci est d'autant plus vrai, qu'en ce faisant, le médecin peut expliquer très normalement sa conduite ; au point de vue légal, comme on le verra tout à l'heure, il contribue ainsi à l'application de la loi; au point de vue moral, il ne demande rien aux pauvres, mais réclame des honoraires, qui lui sont dus, à des sociétés puissantes et fortunées, à qui jusque-là il faisait un inutile abandon de son temps, de sa science et de sommes assurément fort importantes. Il doit donc éviter un désintéressement et un sentimentalisme honorables mais exagérés, de mêmequ'une appréciation très élevée mais erronée des devoirs professionnels que les circonstances ont grandement changés.

Comme conclusion de cette discussion, il nous semble, malgré tous les regrets que l'on peut éprouver à constater le supplément de sacrifices pécuniaires ainsi rendus inévitables pour l'industrie française, déjà si imposée d'autre part ; il nous semble, disons-nous, qu'il n'est pas équitable, alors que toutes les autres personnalités intéressées : blessés, médecins particuliers, administrations hospitalières, sont dédommagées du tort qui leur est fait ou des dépenses à eux occasionnées par les accidents du travail, que, seuls, les chefs des services de nos hôpitaux ne soient en rien rétribués pour les soins médicaux et chirurgicaux dont leur seront redevables les blessés de l'industrie.

Nous ne voyons pas, étant donné qu'une loi oblige des répondants à solder pour eux les frais médicaux et pharmaceutiques, en quoi la situation diffère, au point de vue spécial « honoraires du médecin », que l'ouvrier soit traité à l'hôpital ou à son domicile particulier ; ici comme là, il nous semble de la plus simple justice que le médecin traitant ait droit à des honoraires.

Certains tribunaux ont bien, il est vrai, déclaré que le médecin d'hôpital trouvait, dans l'honneur attaché à cette situation, une compensation que venait corroborer la recherche de la clientèle ; cette opinion ne nous paraît pas devoir renverser notre système d'argumentation, d'autant moins que l'argument cité, tout en pouvant être juste parfois pour les grandes villes, ne l'est plus pour les petites localités, le médecin n'y trouvant pas ladite compensation d'être recherché par une nouvelle clientèle, qu'il possède déjà généralement. Du reste, d'autres tribunaux, et plus nombreux, ont consacré leur droit à des honoraires.

Les syndicats professionnels qui soutiennent le bon combat ne doivent pas se dissimuler que longtemps ils ont eu, que souvent ils ont encore contre eux les pouvoirs publics, animés soit par une grande routine, soit par des idées erronées. L'administration centrale du ministère de l'Intérieur, pour n'en citer qu'un exemple, n'émettait-elle pas, dans une note du 7 novembre 1901, l'avis que « les médecins et chirurgiens ne doivent pas recevoir d'honoraires spéciaux pour les soins donnés à un hospitalisé quel qu'il soit. Un intérêt d'ordre supérieur exige en effet que tous les hospitalisés soient égaux devant le médecin ou le chirurgien de l'hôpital, et que ces praticiens ne puissent être soupçonnés d'avoir des motifs intéressés pour s'occuper plus assidûment de tels sujets plutôt que de tels autres. » Pour les motifs cités plus haut, il nous est impossible d'accepter cette thèse.

Il est à peine besoin de répéter qu'il ne saurait être question d'enquêtes faites par les chefs de service eux-mêmes pour connaître la situation sociale de leurs malades ; ils n'auraient donc pas à s'occuper personnellement de l'envoi d'une note d'honoraires.

Il serait extrêmement simple, au contraire, de charger les administrations hospitalières de ces enquêtes ; celles-ci du reste, le plus souvent, se trouveraient a priori toutes faites, puisque la seule raison, pour les cas pathologiques médicaux et chirurgicaux, d'avoir été causés par un accident du travail, suffirait pour légitimer la rémunération du chef de service.

Le montant des honoraires serait alors remis aux destinataires, par les moyens paraissant le plus convenables, suivant l'importance des localités où seraient situés les hôpitaux.

Pour ceux des grandes villes, le système qu'a mis en pratique, à Bordeaux, M. le docteur Lande, et consistant à répartir, en fin d'année, le total des sommes perçues de cette manière, entre tous les médecins de l'hôpital, à titre de supplément de traitement, nous paraît le plus pratique.

Dans les villes moins importantes, les plus nombreuses par conséquent, les administrations hospitalières devraient remettre individuellement aux chefs de service les sommes qui leur reviendraient directement et personnellement.

L'attribution des fonds une fois terminée, chacun, suivant ses idées particulières, serait toujours à même de faire de cet argent l'usage qui lui plairait. Si les uns, reconnaissant qu'il n'est qu'une juste rétribution de leur travail, tiennent à le garder pour eux-mêmes et à ne faire aucune différence entre ces honoraires et ceux qu'ils ont l'habitude de percevoir en ville, qui empêcherait les autres, ne consentant pas, pour une raison quelconque, à rester possesseurs de sommes gagnées à l'hôpital, de verser cet argent à des œuvres de bienfaisance? Son emploi ne serait certes pas difficile.

On pourrait le consacrer soit aux caisses de retraites créées par les associations médicales, soit aux caisses de secours fondées de même par les médecins entre eux pour soulager les membres de leur corporation atteints par la misère et l'infortune.

De même, les administrations des hôpitaux se chargeraient très volontiers de répartir ces fonds entre ceux de leurs malades les plus misérables et les plus dignes de pitié, et qui, une fois rendus à la rue, ne savent que faire ni où diriger leurs pas.

De même, enfin, pour ne citer que ces quelques modes d'emploi, on pourrait encore destiner cet argent à l'acquisition d'appareils prothétiques, plus perfectionnés que ceux accordés actuellement aux blessés dans les hôpitaux ; ces appareils, dont la valeur marchande est trop forte et le prix trop élevé pour que les budgets, déjà si chargés, de l'Administration de l'Assistance publique ou des administrations hospitalières en province, puissent en supporter la dépense, deviendraient ainsi d'un usage possible pour les pauvres, qui verraient par leur emploi leurs souffrances devenir plus supportables et leurs infirmités moins pénibles.

En résumé, le but poursuivi serait atteint par l'admission du principe de la non-gratuité des soins chirurgicaux aux victimes des accidents du travail admis dans les hôpitaux. En effet, le point important dans la question, pour les médecins qui ont soulevé cette très intéressante discussion, n'est pas de percevoir des honoraires en rétribution de leur travail, mais bien d'obtenir un double résultat.

Le premier consisterait à faire ainsi disparaître, par une notable augmentation des frais à payer, l'intérêt qu'ont les patrons à envoyer leurs blessés à l'hôpital ; et, par suite, l'on y verrait les salles se remplir de nouveau des malades qui, seuls, ont droit à y être soignés : les pauvres. — M. Monod le reconnaissait ainsi lui-même dans sa circulaire du 7 novembre 1901 ; il y rappelait aux commissions hospitalières que « les hôpitaux sont faits pour les pauvres, et les gens aisés ne doivent y être reçus, à leurs frais, que très exceptionnellement, et pour ainsi dire seulement quand on ne peut pas faire autrement ».

Le second résultat toucherait à un point de vue plus spécial, à un point de vue confraternel ; les chefs de service, en luttant énergiquement pour le succès de leurs revendications, auront fait preuve des plus louables sentiments de solidarité professionnelle, puisque, du jour où les blessés du travail ne seront plus traités gratuitement dans les hôpitaux, beaucoup d'entre eux le seront chez eux par le médecin de leur choix, qui trouvera là une source modeste et légitime de revenus que la situation actuelle a presque complètement fait disparaître.

La question que nous venons d'exposer étant toute d'actualité et au premier rang des discussions d'un certain nombre d'associations médicales, nous pensons qu'il peut être intéressant de rapporter ici son histoire chronologique et les faits importants qui ont signalé son évolution.

Dans le cours de l'année 1899, le Conseil supérieur de l'Assistance publique, ayant eu à examiner la question du paiement des honoraires des médecins et chirurgiens des hôpitaux, avait émis à ce sujet un avis négatif.

C'est en 1901 que, sous l'impulsion de la loi de 1898, l'on vit apparaître pour la première fois, concernant la question, un mouvement d'opinion assez important. Il se produisit à l'occasion du XIVe congrès français de chirurgie, et fut l'occasion d'une discussion qui eut lieu le 22 octobre 1901, grâce à une très louable initiative de M. le docteur Bousquet, de Clermont-Ferrand. Les chirurgiens des hôpitaux de province, convoqués par lui à une réunion particulière, avaient ébauché en quelque sorte l'étude de la question, mais cette dernière n'avait pas jusque-là été assez approfondie pour que cette réunion pût être d'un grand poids dans la réalisation de la solution désirée. Néanmoins il y avait été formulé de sérieuses protestations contre les abus que faisait subir à l'Assistance publique, aux administrations hospitalières, au corps médical et aux indigents, l'hospitalisation gratuite des victimes des accidents du travail.

Sous l'influence de plusieurs syndicats médicaux, au premier rang desquels il faut citer l'Union des syndicats médicaux de France et le Syndicat des médecins de la Seine, un mouvement très actif suivit cette réunion, se manifestant par de nombreuses démarches et de multiples efforts tendant tous au même but, dont le caractère équitable et logique n'avait jusque-là jamais pu être admis par l'Administration centrale, représentée en la circonstance par le ministre de l'Intérieur et l'Assistance publique.

Un résultat des plus importants était acquis dès la première moitié de l'année 1902, grâce surtout à M. le docteur Lande, chirurgien des hôpitaux de Bordeaux et maire de cette ville, président de l'Union des syndicats médicaux de France, et membre du Conseil supérieur de l'Assistance publique.

Sur son initiative, en effet, le Conseil supérieur, réuni le 12 juin 1902, entendit la lecture d'un rapport très complet qu'il lui présenta sur la question. Après discussion, il vota une résolution dans laquelle il reconnaissait le principe de la dette des collectivités vis-à-vis des médecins et chirurgiens des hôpitaux, déclarant ainsi fort rationnelles et équitables les revendications des syndicats et des médecins. Cette délibération, publiée au *Journal officiel* du 18 juin 1902, était ainsi conçue :

Prix de journées des « Accidentés hospitalisés » :

« Pour les malades hospitalisés à la suite d'accidents du travail régis par la loi de 1898, les hôpitaux percevront, dans leurs recettes générales, pour frais de traitement :

« 1° Un prix de journée d'entretien, arrêté annuellement par le Préfet, à raison de la dépense réelle, et excluant les frais médicaux et pharmaceutiques ;

« 2° Les frais médicaux et pharmaceutiques, au tarif fixé par le règlement départemental sur l'Assistance médicale gratuite, ou, à défaut, par les usages locaux. »

Il est probable, du reste, que, malgré ce succès apparent, les choses seraient encore restées fort longtemps dans le *statu quo*, si les intéressés n'avaient pas continué à prendre énergiquement en main leur propre défense.

De fait, à l'occasion du XVe congrès français de chirurgie, MM. les docteurs Henry Reynès et Bousquet adressaient une lettre à leurs confrères de province qui devaient prendre part à ce congrès, lettre dans laquelle ils leur rappelaient les préliminaires exposés ici à l'instant, et, en leur conseillant, dans l'intérêt général, de participer personnellement à la discussion, les convoquaient à une réunion spéciale où la question devait être examinée à nouveau.

Cette réunion eut lieu le 21 octobre 1902, à la Faculté de médecine de Paris. M. le docteur Reynès présenta à ses collègues un rapport (1) des plus intéressants et fort documenté, dans lequel il étudiait à fond, en en montrant tous les inconvénients, dans l'état actuel, la question de l'hospitalisation des malades payants et des accidentés du travail.

Il y signalait celles des administrations hospitalières qui ont pris la tête du mouvement, en accédant à quelques-unes des revendications qui forment les conclusions du rapport : les hôpitaux de Vesoul, de Lillebonne (Seine-Inférieure), de Cannes, de Sedan, de Cette (2), d'Autun, de Nevers, de Cosne et de Clamecy, de Saint-Jean-d'Angely, étaient entrés déjà dans le nouveau mouvement d'opinion ; à Perpignan, à Montpellier, à Bourges, au Creuzot et à Anzin, des réglementations particulières spéciales à chacune de

(1) Reynès, *Rapport sur l'admission, dans les hôpitaux et hospices, des malades payants et des victimes d'accidents du travail, hospitalisés au tarif des indigents*. 1902.

(2) A Cette, en effet, des honoraires chirurgicaux sont bien réclamés aux répondants financiers, mais ils ne sont pas attribués aux chirurgiens, ils restent acquis à la caisse de l'hôpital. Il est inutile d'insister sur ce que cette mesure a d'injuste.

ces villes, mais toujours orientées dans le sens des nouvelles idées et en somme toujours équitables, avaient été adoptées.

Il y citait surtout l'exemple donné par les hôpitaux de Bordeaux, qui, grâce aux efforts de M. le docteur Lande, possèdent depuis le 1er octobre 1902 un nouveau règlement, d'après lequel les malades payants et les accidentés du travail payeront : 1° un prix de pension journalière de 3 francs (au lieu de 2 francs, ancien tarif, sur laquelle augmentation de 1 franc, la moitié, c'est-à-dire 0 fr. 50, sera retenue pour être jointe aux honoraires personnels des chefs de service) ; 2° la moitié de cette somme de 3 francs, c'est-à-dire 1 fr. 50, pour frais médicaux et pharmaceutiques et frais de pansements (dans les cas graves nécessitant des appareils plus ou moins coûteux, des pansements onéreux fréquemment renouvelés, des opérations dispendieuses) ; 3° les honoraires des médecins et chirurgiens en rétribution des opérations qu'ils auront pratiquées.

Il montrait qu'à un point de vue général, cette légitime augmentation de 1 franc par jour aurait d'énormes résultats ; que, pendant les années 1900 et 1901 seulement, les hospices de Bordeaux auraient, en la mettant en pratique, réalisé un boni de 66.400 francs, de même qu'à Marseille, pendant les deux mêmes années, le bénéfice se serait élevé à la somme de 94.000 francs.

Le rapport de M. Reynès citait et analysait un certain nombre d'arrêts de divers juges de paix, en parfaite conformité d'opinion avec les revendications déjà formulées.

Enfin, après avoir vivement critiqué la singulière réglementation qui régit le traitement des victimes des accidents du travail dans les hôpitaux de Paris, il concluait en cherchant les remèdes à la situation présente, et en proposant plusieurs solutions que l'on peut extraire de l'ensemble de son travail, et parmi lesquelles il faut citer l'admission dans toute la France de ces trois principes :

1° La limitation rigoureuse du nombre des malades payants reçus dans les hôpitaux ;

2° La majoration du prix de pension journalière demandé à cette catégorie de malades, parmi lesquels il est naturellement permis de faire rentrer les ouvriers blessés de l'industrie ; cette majoration, pour être simplement juste et rien de plus, devant être suffisante pour que le tarif définitivement adopté permît aux administrations hospitalières de rentrer exactement dans leurs débours ;

3° Une rémunération équitable, bien que modeste, en faveur des chefs de services hospitaliers, à titre de rétribution pour les soins et les opérations chirurgicales pratiquées par eux sur ces catégories spéciales de malades.

Le mémoire de M. le docteur Reynès fut vivement approuvé ; et, à l'issue de la réunion, des conclusions furent mises aux voix et adoptées à l'unanimité des membres présents, conclusions conçues en ces termes :

« Les chirurgiens des hôpitaux de province, réunis en Assemblée générale le mardi 21 octobre 1902, à la Faculté de médecine,

« En premier lieu prient M. le Ministre de l'Intérieur :

« 1° De vouloir bien notifier aux préfets et aux commissions administratives des hospices de France, des colonies et des pays de protectorat, la délibération du Conseil supérieur de l'Assistance publique en date du 12 juin 1902 ;

« 2° D'inviter lesdites administrations à mettre leurs règlements en concordance avec cette délibération.

« En deuxième lieu, la réunion s'associe à la campagne que poursuivent les sociétés de défense professionnelle et les syndicats médicaux en vue d'obtenir la revision de l'article 4 de la loi de 1898. »

Enfin, les chirurgiens décidèrent l'envoi d'une délégation auprès de M. le ministre de l'Intérieur, pour lui porter ces conclusions et lui expliquer verbalement leurs desiderata.

M. Combes reçut lui-même, le 22 octobre, cette délégation composée de MM. les docteurs Mauny (de Saintes), Braquehaye (de Tunis), et Reynès (de Marseille) ; ceux-ci lui exposèrent l'objet de leur mission et insistèrent sur le côté égalitaire et démocratique de leurs efforts. Le président du Conseil promit de leur donner satisfaction.

Et, de fait, le 22 novembre 1902, la circulaire suivante était adressée par lui aux préfets :

« J'ai l'honneur de vous transmettre, sous ce pli, le fascicule portant le n° 89 des actes du Conseil supérieur de l'Assistance publique, qui se réfère à la détermination du prix de journée applicable aux victimes des accidents du travail.

« J'appelle votre attention sur la résolution votée par le Conseil supérieur, le 12 juin 1902, et dont le texte est ainsi conçu (1) :

. . . .

« J'accepte cette résolution ; je vous prie, en conséquence, d'intervenir auprès des commissions administratives de votre département, pour que les règlements hospitaliers en fassent état et soient mis en concordance avec ce mode de déterminer le prix de journée applicable aux victimes des accidents du travail.

(1) Voir plus haut, p. 112, le texte de cette délibération.

« Vous voudrez bien m'accuser réception de la présente communication.

Pour le Président du Conseil, Ministre de l'Intérieur et des Cultes

Le Secrétaire général,
EDGAR COMBES.

De leur côté, les sociétés professionnelles et les syndicats médicaux ne restaient pas inactifs. A Paris et dans la banlieue, les idées nouvelles faisaient du chemin. L'Union des syndicats médicaux de France, le Concours médical, le Syndicat des médecins de la Seine, auxquels se joignirent plusieurs sociétés médicales d'arrondissement, combattaient le bon combat.

Le Syndicat des médecins de la Seine adressa, sous la signature de son président et de son secrétaire général, deux circulaires très importantes et très complètes, l'une individuellement à tous les chefs de services des hôpitaux de Paris, l'autre au directeur de l'Administration générale de l'Assistance publique à Paris. Ces deux circulaires, datées du 20 mars 1903, demandaient à leurs destinataires leur concours pour le succès définitif de revendications très légitimes. Après leur avoir résumé d'une façon très nette et précise les arguments qui les intéressaient, chacun dans leur sphère respective, et concernant le but à atteindre, elles sollicitaient : des premiers leur appui moral auprès du directeur de l'Assistance publique, et aussi leur collaboration directe ; de M. Mesureur, la mesure consistant à étendre aux hôpitaux de Paris les dispositions élaborées par le Conseil supérieur et approuvées par le ministre de l'Intérieur (relèvement du prix de journée et attribution d'honoraires aux chefs de services).

A ces deux circulaires furent adjointes des démarches verbales auprès du directeur de l'Assistance publique et de M. Blum, président de la Société de chirurgie de Paris. Enfin une lettre fut adressée à ce dernier, afin qu'il veuille bien saisir la Société de la question soumise individuellement à chacun de ses membres dans la circulaire citée plus haut.

A celle-ci un certain nombre de chirurgiens avaient répondu, en encourageant l'idée qui leur était proposée et en émettant à ce sujet d'intéressantes opinions personnelles. La Société de chirurgie lui parut également favorable et nomma une commission composée de MM. Guinard, Quénu, Périer, Lucas-Championnière et Brun, chargée de l'étudier.

Pendant tout ce temps, il était inévitable que la jurisprudence fût appelée à donner son avis sur la question ; de nombreux jugements sont en effet intervenus, établissant nettement le droit des chefs de services des hôpitaux à des honoraires, en cas d'hospitalisation d'accidentés du travail. Parmi eux, nous citerons ceux des juges de paix du Havre (2e canton), 21 novembre 1899 ; de Cerisay (Deux-Sèvres), 27 mars 1900 ; de Cette, octobre 1900 ; de Lillebonne, 22 avril 1901 ; de Saumur, 3 juillet 1901 ; de Cosne, 21 juillet 1901 ; de Versailles, 31 août 1901 ; de Locminé (Morbihan), 13 septembre 1901 ; de Loiron (Mayenne), 7 octobre 1901 ; de Montaigu (Vendée), 1900 ; de Pouancé (Maine-et-Loire), mai 1902 ; de Chevreuse (Seine-et-Oise), 21 juin 1902 ; de Peyrolles (Bouches-du-

Rhône), 30 juillet 1902 ; d'Armentières (Nord), 11 septembre 1902 ; de Granville, 17 octobre 1902 ; de Marines (Seine-et-Oise), 10 décembre 1902, etc.

Tel est donc l'état actuel de la question. Elle est en trop bonne voie pour ne plus avancer maintenant, et il est permis de prévoir le jour où, grâce à une revision législative, grâce aussi au zèle du corps médical qui luttera jusqu'à succès pour obtenir que, des promesses, l'on passe aux actes, l'on sera arrivé à vaincre définitivement l'inertie administrative ordinaire, et, par cette victoire, à rendre, en même temps qu'aux médecins une clientèle qui leur appartient, aux déshérités de la vie un droit absolu et formel qu'une interprétation abusive de la loi de 1898 leur a trop souvent indirectement enlevé.

CHAPITRE V

Un défaut de l'hospitalisation. — Ses conséquences fâcheuses. — Recherche d'une solution idéale pour le traitement des victimes des accidents du travail.

Le système de l'hospitalisation, considéré d'une manière générale, présente à l'examen, à côté des inappréciables avantages exposés ailleurs, des inconvénients qui, alors même qu'ils sont toujours sensibles et identiques à eux-mêmes dans les cas ordinaires, ne sont jamais plus évidents que lorsqu'il s'agit d'accidents du travail ; en effet, en présence d'un de ces cas pathologiques spéciaux, le but n'est plus simplement d'instituer un traitement dans l'intention de guérir et de diminuer le plus possible les conséquences fâcheuses du traumatisme (1), mais bien de cher-

(1) En réalité, le même esprit de charité doit toujours présider, d'une manière également équitable, aux soins donnés à tous les malheureux, quels qu'ils soient. La question utilitaire n'est que secondaire (d'autant plus que les hôpitaux eux-mêmes trouveront avantage à guérir le plus vite leurs malades, pour donner leur place à ceux qui attendent).

Cependant, il est évidemment bien difficile à empêcher, quoique très regrettable, que, les deux questions « humanité » et « intérêt » se trouvant réunies dans le cas particulier des blessés de l'industrie, l'on n'ait une tendance presque inévitable à chercher à entourer ces derniers de soins plus prévenants et plus minutieux.

cher à guérir vite et dans les meilleures conditions, de manière à rendre à l'ouvrier blessé, dans le plus bref délai, tout ou partie la plus grande de la valeur fonctionnelle qu'il a perdue.

Tous sont en effet intéressés, et d'une manière tout aussi respectable, au rétablissement rapide de la capacité professionnelle du blessé : non seulement ce dernier, lequel, une fois guéri, redeviendra le capital qu'il représentait auparavant, et gagnera par suite normalement le salaire nécessaire à son entretien et à celui de sa famille ; mais encore le chef d'entreprise ou la Compagnie d'assurances, dont les sacrifices pécuniaires dus à leur responsabilité légale se trouveront, par le fait, soit largement diminués, soit complètement supprimés.

L'on se trouve donc en présence d'une réduction de charges qui profite aux deux parties, aussi comprend-on facilement l'empressement, intéressé évidemment, mais bien naturel, des soins dont on cherche à entourer les blessés du travail.

Mais, malgré cette sollicitude à leur égard, il est permis de se demander si, en cas d'hospitalisation, ceux-ci retirent bien de leur séjour à l'hôpital tout le bénéfice qu'ils seraient en droit d'en attendre ; ce qui, au premier abord, ne semblerait pas pouvoir être mis en doute.

Et cependant, c'est bien là la réalité : pour des motifs dont personne n'est responsable, mais dus à la force des choses, les accidentés de l'industrie, lesquels, une fois admis à l'hôpital, n'ont aucune raison d'être considérés comme beaucoup plus intéressants que les malades ordinaires, sont, comme ces derniers, congédiés et laissés à leurs propres forces, dès que leur blessure est améliorée suffisamment pour ne plus nécessiter des soins minutieux, que la guérison anatomique est obtenue, et qu'ils sont jugés capables de continuer, à l'aide de quelques indications, et de compléter leur traitement.

Examinons, en effet, la situation faite à un blessé atteint de fracture, par exemple, situation que l'on voit se produire et se répéter bien souvent dans les salles hospitalières.

Un appareil une fois posé, on y laisse le membre malade pendant le temps que demande, dans les cas ordinaires, une consolidation osseuse normale. Le chef de service, dont le temps disponible est bien limité vu le grand nombre de blessés dont il a la charge, ne peut examiner que les malades aigus ou nouveaux, et réserve son zèle et son attention pour les cas urgents et les opérations délicates.

Puis, quand le délai jugé nécessaire est écoulé, l'appareil est retiré et l'on observe les résultats du traitement. Si la consolidation osseuse semble complète, il est impossible de conserver plus longtemps le blessé dans le service; chaque jour, en effet, se présentent de nouveaux malades auxquels, si la place manque, on est obligé de refuser un lit, à moins que, pour les recevoir, on n'installe dans la salle un certain nombre de brancards, et cela au détriment de l'hygiène commune et du fonctionnement rationnel de tout ce qui constitue les rouages de l'administration d'une salle d'hôpital; aussi le chirurgien ne consent-il pas à changer son service en un lieu de convalescence, où le malade une fois guéri pourra achever son complet rétablissement; s'il existe encore quelque raideur ou quelque faiblesse du membre fracturé, si l'impotence fonctionnelle n'a pas complètement disparu, s'il y a de l'atrophie musculaire, il lui conseillera de s'exercer lui-même à exécuter quelques mouvements qu'on lui indiquera, de se faire faire un peu de massage, de prendre de l'exercice et aussi beaucoup de patience. Mais son rôle, à lui chirurgien, est terminé, puisqu'il a constaté un bon cal, ce qui constitue le meilleur résultat pour le cas pathologique qu'il avait à soigner : la fracture.

L'histoire serait exactement la même si l'on avait affaire à une arthrite traumatique, à une luxation, à une plaie ou à une lésion quelconque, susceptibles de laisser des traces derrière elles ; s'il existe de l'ankylose, si la cicatrisation est presque complète et s'il ne reste, comme reliquat de la plaie, qu'une légère impotence fonctionnelle, le malade sera, de même, obligé de sortir de l'hôpital, muni de quelques renseignements médicaux appropriés à son cas.

Il est intéressant de rechercher ce que devient le malheureux blessé guéri (1), mais encore impotent, une fois rentré chez lui, dans sa famille s'il en a une, mais trop souvent seul et sans aide, et, naturellement, sans une seule personne capable de diriger sérieusement la convalescence d'une affection qui a pu être grave, et dont la surveillance demanderait encore, même à ce moment (nous hésitons à dire : surtout à ce moment), un contrôle médical.

On connaît depuis longtemps les suites fâcheuses des traumatismes auxquels un traitement consécutif quelquefois très long n'a pas été appliqué. Or, les ressources de l'ou-

(1) De fait, on hésite à dire, dans ces conditions, que le blessé est guéri ; car, pour lui, et à son point de vue spécial, il ne peut y avoir guérison que lorsqu'il a récupéré toute son ancienne capacité de travail.

vrier sont modiques, il ne peut garder à sa charge les honoraires du médecin. De son côté, le patron qui, du reste, a déjà eu sa part (et sa bonne part) de responsabilité pécuniaire, est complètement libéré, au point de vue « frais médicaux et pharmaceutiques », par la mention « guéri » figurant, à l'hôpital, sur la pancarte du blessé, à la suite du traitement dont lui, patron, a payé les frais. Il ne consentira donc à solder les honoraires supplémentaires du médecin de la ville que s'il y trouve lui-même de l'intérêt, c'est-à-dire si l'accélération de la guérison doit amener une diminution sensible de la période où il sera tenu de payer à son ouvrier une indemnité journalière; ce qui n'est pas toujours le cas.

Le blessé aura donc généralement une convalescence pénible, il s'exercera de son mieux à faire seul les quelques exercices recommandés, il exécutera quelques mouvements, mais d'une façon très imparfaite, sans suite, sans direction; et surtout, comme ces mouvements seront le plus souvent pénibles et douloureux, il se dira que, vu le peu de résultats obtenus, il ne subira pas trop de dommage à les cesser complètement.

Qu'arrivera-t-il alors? Les articulations continueront à s'ankyloser, l'atrophie musculaire deviendra de plus en plus nette et sensible, l'état général moins bon; et, au bout d'un certain temps, il sera trop tard pour qu'il soit possible, même avec un traitement énergique et régulier, de rattraper le temps perdu et de rendre au malade son intégrité anatomico-fonctionnelle. Il devra dorénavant être considéré presque comme un incurable, à charge à tout le monde comme à lui-même. En même temps, il pénétrera de plus en plus avant dans la misère, ou au moins dans une grande gêne, ce qui n'aura d'autre résultat que d'aigrir davantage son caractère, de frapper sur son moral et d'exciter ses passions.

Telle est la situation que l'on voit trop fréquemment se répéter dans nos hôpitaux. Elle est déplorable à tous les points de vue, bien que fort délicate à empêcher. Aussi est-il aisé de comprendre que, tant dans l'intérêt hygiénique du blessé que dans l'intérêt pécuniaire du patron, il faut tout tenter pour en éviter, dans la mesure du possible, le renouvellement.

Nous verrons, dans le chapitre suivant, ce qu'a fait à ce sujet le peuple à qui une législation, la première en date, a permis d'étudier le plus longtemps et le plus à fond la question, et de lui donner une solution en rapport avec son caractère : l'Allemagne.

Il est intéressant de rechercher ici quel serait le meilleur état de choses à instituer en France, dans le même but et dans les mêmes conditions.

La grosse question à résoudre est celle de savoir si, comme en Allemagne, la construction d'hôpitaux spéciaux, pour le traitement des blessés par accidents du travail, serait désirable, serait possible, et si une innovation de ce genre serait capable de trancher tant de points délicats ne demandant qu'à être solutionnés.

Nous n'hésitons pas à dire, nous conformant en cela à l'opinion des spécialistes en la matière, qu'elle ne nous paraît pas devoir présenter, dans notre pays, de grandes chances de succès.

Sans parler de la mauvaise réputation dont ne tarderaient

pas à jouir, à tort ou à raison, des établissements de ce genre, il faut constater que ladite solution serait d'abord contraire à l'esprit de la loi, puisque le fait même de l'existence d'hôpitaux spéciaux fait sous-entendre dans ces derniers une direction médicale spéciale, autrement dit un médecin imposé au blessé ; alors que le législateur a clairement exprimé sa volonté de voir ce dernier garder son entière liberté pour la désignation du praticien auquel il accorde sa confiance.

L'esprit national français s'oppose à l'idée d'hôpitaux obligatoires pour telle catégorie d'ouvriers, et s'accorde trop bien avec le législateur, pour qu'on puisse espérer (au moins en principe) faire consentir les blessés à abdiquer leurs droits jusqu'au point de se laisser soigner là où on les enverra malgré eux.

La direction de ces hôpitaux serait évidemment hérissée de telles difficultés, qu'on ne peut regarder comme pratique l'idée de leur installation en France. Il faut donc considérer comme bien entendu ce principe : l'ouvrier maître de sa personne, libre de se faire traiter où et par qui il l'entend, les Compagnies d'assurances et les patrons n'ayant aucun droit d'imposer leur médecin (1).

(1) A notre avis, on va trop loin et on exagère cette liberté à outrance pour l'ouvrier, quand on demande que le patron n'ait même pas le droit de laisser son médecin approcher du blessé, dans un but de contrôle quelconque, si ce dernier s'y refuse. Il devrait cependant sembler tout naturel que le responsable, celui qui paye, en un mot, ait droit à sauvegarder de cette manière ses intérêts et à établir une surveillance n'ayant au besoin aucun rapport avec le traitement, et pouvant très bien n'être admise qu'à la condition de ne compromettre en aucune façon la santé du malade.

Puis s'agite aussi la question d'argent. Il est certain que l'édification de tels établissements ne pourrait se faire qu'à la condition de disposer de fonds considérables ; que les dépenses de construction et de première installation représenteraient un capital trop important pour que l'on puisse, dans la plupart au moins des centres industriels même les plus actifs, trouver un pareil concours de bonnes volontés. Puis, même en supposant ledit capital assuré, le budget d'entretien annuel constituerait lui aussi une bien lourde charge.

Pour toutes ces raisons, nous pensons donc qu'il faut abandonner en France l'idée d'une telle solution, et se borner à en chercher une autre plus simple et plus conforme au caractère du peuple français.

Et cependant nous la regrettons, cette solution, car il nous semble que, s'il avait été possible de la réaliser, elle aurait constitué le mode de traitement idéal des victimes d'accidents du travail. Vu le caractère intensif mais raisonné des soins qui auraient été donnés à l'hôpital spécial, les intérêts de l'ouvrier et du patron y auraient été protégés de la meilleure façon, les uns par un rétablissement rapide, les autres par une diminution de charges.

Sans compter que les arguments opposés à sa mise en pratique n'ont peut-être pas toute la solidité qu'ils paraissent avoir. Au point de vue pécuniaire, aurait-il été vraiment impossible de constituer, dans quelques-uns des centres industriels les plus importants (les seuls dont il puisse être ici question), une corporation, un syndicat de patrons assez puissant pour réunir les fonds nécessaires à la construction, à l'installation et à l'entretien ? Dans ce cas, n'aurait-on pas pu, à défaut de grands hôpitaux semblables à ceux de l'Allemagne, se contenter d'une réduction, d'une sorte de maison de santé idéale, où un mode de traitement identique aurait été institué, sous la direction de médecins spéciaux, à la solde des responsables, c'est-à-dire ayant tout intérêt à guérir vite et bien ?

D'un autre côté, si l'on objecte que, dans ces cas, la liberté de l'ouvrier n'aurait pas été sauvegardée, ne pourrait-on pas répondre qu'à côté de la théorie il y a la pratique, et que toutes deux sont bien souvent en absolue contradiction ? Sans parler des cas d'urgence ni de ceux où l'on envoie simplement à l'hôpital commun les victimes d'accidents du travail, n'est-il pas de connaissance courante que, lorsque le patron ou surtout les Compagnies responsables possèdent une caisse de secours légale, ou bien, comme c'est le cas le plus fréquent, se trouvent affiliés à une caisse de secours mutuels, l'ouvrier perd pour ainsi dire ses droits, est empêché de les faire valoir, est astreint à ne recourir qu'au service médical organisé par la personnalité civile dont il dépend ?

Dans bien d'autres cas, les Compagnies ne sont-elles pas plus fortes que la loi, et n'envoient-elles pas malgré eux les blessés à l'hôpital ? Ou bien encore n'exercent-elles pas sur eux une pression pour les empêcher de continuer à se faire traiter par le médecin de leur choix ? pression se manifestant, soit par des paroles désobligeantes à l'égard de ce médecin, soit par des menaces de suppression d'indemnité si les malades persistent dans leur velléité d'indépendance.

N'est-il donc pas vrai que, si l'on examine franchement et

impartialement la réalité, l'on est obligé de convenir que peut-être la situation spéciale des blessés de l'industrie ne serait guère modifiée par la mise en pratique du projet déclaré impossible en France ?

Néanmoins, ces quelques réserves faites, nous maintenons malgré tout nos premières conclusions, et croyons qu'en l'espèce le mieux à faire est de rechercher ce que les circonstances, les usages, les mœurs, les habitudes et les idées généralement admises permettent de faire en France, dans le but de trouver une solution idéale à la question si délicate du traitement des victimes des accidents du travail.

Voici donc comment, à notre avis, devrait être compris ce mode de traitement pour réaliser le *summum* de perfection, corrélatif aux circonstances.

Il est d'abord évident que, dans les campagnes et dans les villes de peu d'importance, bien peu de changements pourraient être opérés à la situation actuelle. On devrait se borner à traiter les blessés chez eux si possible, ou, autrement (dans les cas graves ou d'urgence nécessitant des soins très sérieux et très rapides), à l'hôpital commun le plus proche ; mais, dans ce dernier cas, vu la situation spéciale de ces malades payants d'un genre particulier, il y aurait intérêt à ne pas les confondre avec ceux que l'on a l'habitude de soigner dans ces établissements d'assistance publique ; les intéressés, c'est-à-dire les responsables, devraient donc conclure un arrangement avec les administrations hospitalières, pour obtenir d'elles qu'un emplacement, comprenant soit quelques chambres particulières, soit même, en cas d'insuffisance de celles-ci, une petite salle commune, fût réservé dans l'hôpital exclusivement aux accidentés du travail (1). Le chef de service donnerait, comme par le passé, ses soins à cette nouvelle catégorie de malades, qui ne se distingueraient des autres que par leur séjour dans un quartier spécial pour eux et par la non-gratuité des frais de leurs traitements. Le nombre des blessés de ce genre, s'annonçant a priori comme devant être peu considérable par rapport à celui des malades ordinaires, on aurait la faculté de les garder plus longtemps et de surveiller une convalescence de durée quelquefois très longue.

Ce n'est que dans certaines villes de moyenne importance, dans toutes les grandes cités et dans les centres industriels les plus actifs que l'on pourrait, équitablement en même temps qu'avec avantage, supprimer toute contribution de l'hôpital commun dans le traitement des victimes du travail. Examinons donc quel serait le *modus vivendi* à y observer quand un cas de ce genre s'y présenterait.

Et d'abord, toutes les exploitations importantes, toutes les grandes entreprises, tous les chantiers, usines, mines, etc., occupant un grand nombre d'ouvriers, devraient posséder un local disposé pour servir d'infirmerie, et où l'on serait toujours sûr de trouver de suite, en cas d'urgence, un matériel médical et pharmaceutique assez com-

(1) Ce serait là un état de choses pouvant être mis en parallèle avec ce qui existe dans certaines villes de province, où, la garnison étant insuffisante (bien qu'assez considérable) pour nécessiter un hôpital militaire, une aile ou un quartier spécial de l'hôpital civil est exclusivement réservé aux hommes appartenant à l'armée. Dans le cas particulier des blessés de l'industrie, quelques chambres suffiraient le plus souvent.

plet pour permettre, avec ces ressources, d'attendre le transport du blessé là où il doit subir son traitement : quelques instruments de chirurgie, des fournitures pour pansements antiseptiques, gazes, ouate, solutions diverses, bandes, etc., renouvelés assez souvent, pourraient au besoin suffire. Ce serait là une ébauche des postes de premiers secours, bien organisés en Allemagne, mais mal en France.

Nous n'insisterons pas sur les détails accessoires du mode de transport des blessés, entre le lieu de l'accident et celui où devra être subi le traitement. Qu'il suffise de dire que ce transport devra s'effectuer rapidement, mais avec toutes les précautions désirables ; qu'on évitera autant que possible les secousses, les heurts, les cahots ; et que, lorsque cela se pourra, on agira sagement en faisant accompagner les blessés, non pas simplement par un représentant du patron ou par un ouvrier, mais bien par un infirmier habile, intelligent et instruit, capable de parer à toutes les éventualités de l'imprévu.

Mais, et c'est là le point le plus intéressant de la question, on peut se demander où le blessé devra être transporté. Nous avons vu que l'hôpital commun devait, par la plus élémentaire équité, lui fermer ses portes, comme il devrait les fermer à tous les malades payants. Aussi ne l'y portera-t-on que s'il y a extrême urgence, ou si une très grave et délicate opération est nécessaire dans un délai des plus rapides. La question de principe disparaît là devant la question d'humanité, qui a droit à la première place.

Mais, en dehors de ces cas d'exception, la conduite à tenir ne présentera que deux alternatives. La première, la plus simple, consistera à instituer le traitement au domicile particulier du blessé, sous la direction du médecin du patron, ou, s'il est récusé, de celui que désignera la victime ; c'est peut-être là la meilleure solution, la plus favorable aux intérêts des deux parties ; c'est celle que l'on devra adopter dans la grande majorité des circonstances (à la condition toutefois que les conditions accessoires du traitement se présentent comme assez favorables).

Mais quand, pour une raison ou pour une autre, ce traitement à domicile ne sera pas possible (gravité sérieuse bien que non urgente, insuffisance de l'hygiène ou des ressources du blessé), le patron devra se résoudre à désigner une maison de santé, un dispensaire, une clinique appartenant à une direction particulière, n'ayant point d'attaches avec les personnalités civiles responsables, et que des conditions de confortable, de propreté scientifique en rapport avec tous les perfectionnements modernes dans l'art de guérir, montreraient comme donnant toutes les garanties désirables en vue des résultats à obtenir.

Le blessé y recevrait les soins médicaux dans les mêmes conditions que chez lui, l'Administration ne faisant aucune difficulté pour laisser pénétrer auprès de son client le praticien agréé par lui.

Les frais, peut-être un peu élevés, afférents à ces cures quelquefois difficiles, seraient naturellement, ainsi que le veut la loi, soldés par les divers responsables, mais autant que possible on s'attacherait à donner la préférence aux maisons dont les prix seraient le plus à la portée des bourses moyennes.

Le blessé ne tarderait du reste souvent pas à reconnaître le bénéfice retiré par lui de cette pseudo-hospitalisation, et dû au mérite d'un traitement scientifiquement dirigé joint à une surveillance constante. On arriverait peut-être même ainsi, indirectement, à un but dont les hygiénistes ont vainement depuis longtemps cherché à inculquer le principe dans l'esprit populaire ; on pourrait espérer, en effet, qu'à la vue des superbes résultats obtenus par la propreté, l'ordre et l'hygiène, la notion de ces qualités pénétrerait davantage dans la classe ouvrière; et, cette fois, sans l'avoir cherché, on aurait réussi à faire une œuvre humanitaire et vraiment sociale.

Dans tous les cas, le blessé, examiné attentivement, obligé de garder le repos tant que son état l'exigera, devra reprendre son travail dès qu'il sera reconnu définitivement guéri. Cependant, ainsi que nous l'avons vu au début de ce chapitre, il existe trop souvent une période intérimaire comprise entre la guérison anatomique et le retour à la capacité fonctionnelle totale. Qu'y aurait-t-il à faire dans tous ces cas d'une si déplorable fréquence ?

Quand un simple repos prolongé serait suffisant, mais nécessaire, on l'accorderait à l'ouvrier, qui pourrait même demander à rentrer chez lui à ce moment (malheureusement il en profitera souvent pour ne pas s'y soumettre rigoureusement, se livrer à des travaux manuels dans un but de lucre, pendant que naturellement serait toujours payée l'indemnité journalière).

Mais nous n'examinerons ici que les dispositions qui devraient être prises à l'égard des blessés quand, ceux-ci étant guéris mais encore impotents, le rôle du chirurgien est terminé, et que commence celui d'une méthode relativement nouvelle, destinée à réduire au minimum la durée du reliquat d'incapacité fonctionnelle : la mécanothérapie, la gymnastique médicale pratiquée à l'aide de machines.

Qu'est-ce exactement que cette méthode? Quelle est son histoire ? Quelles indications présente-t-elle ? Quels appareils emploie-t-elle et quels résultats permettent-ils d'obtenir? Nous empruntons à l'excellente thèse de Faidherbe (1) les renseignements qui vont suivre, concernant tous ces points d'une actualité si intéressante.

C'est seulement en 1853 qu'Amédée Bonnet et Boyer s'occupèrent, très succinctement du reste, de la question ; ce dernier prévoyait déjà que la mécanothérapie, pratiquée au moyen d'appareils spéciaux, était une méthode de choix. En 1878 seulement, une tentative de mise en pratique fut faite à Paris par Norström ; elle fut suivie d'insuccès. Mais depuis cette année-là, l'idée a fait son chemin, et les progrès en ont surtout été sensibles depuis la nouvelle législation sur les accidents du travail.

C'est ainsi qu'on a pu assister à la fondation, à Paris, des Instituts des docteurs Courtault et Vermeulen et du docteur Lagrange. De même Lille a vu apparaître celui du docteur Guermonprez, Roubaix celui de Delcroix, Reims celui du docteur Mencière, Bordeaux celui de Regnier, Vichy celui du docteur Vermeulen. De même d'autres ont été fondés dans les villes de Marseille, Nice, Aix-les-Bains. De même enfin, hors de France, des centaines d'établissements ou d'instituts de mécanothérapie existent dans les principales villes d'Europe.

(1) Jean Faidherbe, *La mécanothérapie et les blessés du travail.* Thèse de Paris, 1902.

Les appareils, qui ont actuellement atteint un haut degré de perfection, ont été surtout étudiés et rendus pratiques par Gustave Zander, de Stockholm, à qui est due la méthode de traitement portant son nom. Celui-ci en imagina un ensemble vraiment merveilleux, dont le but est d'opérer sur les individus les mouvements qui, sans eux, nécessiteraient la collaboration d'un certain nombre d'aides instruits dans cette spécialité. Le principe fondamental de la méthode consiste à faire accomplir, activement ou passivement, les mouvements anatomiques habituels du corps (flexion de la main, élévation du bras, etc.), au moyen desdits appareils, et de graduer leur résistance par un poids se mouvant sur un levier, afin qu'elle augmente ou diminue graduellement, en conformité des lois du levier et de celles qui régissent le travail des muscles. Mus par la vapeur à l'aide de courroies de transmission, ils sont très compliqués; « ils permettent tout d'abord, à l'aide de liens variés, de fixer le sujet sur l'appareil, de façon à ne laisser libre que le segment du corps qui doit être mû; ce segment est ensuite mis en mouvement par un appareil, ou, au contraire, c'est le sujet qui le met en mouvement en rencontrant une résistance graduelle. C'est ainsi qu'en plaçant le pied dans un appareil spécial, cet appareil imprime à la jointure un mouvement de rotation dans les deux sens, d'autres fléchissent ou redressent le tronc, tandis que les sujets eux-mêmes résistent ou cèdent à l'effort qui leur est appliqué; des palettes à percussion, des rouleaux à pression, des palettes à compression et à décompression, offrent un ensemble des plus variés ». (Faidherbe.)

D'autres systèmes sont basés sur des principes différents,

mais nous n'avons pas à nous en occuper ici; qu'il nous suffise de dire que le docteur König, en modifiant quelques-uns des appareils de Zander, en a établi de nouveaux destinés à la gymnastique professionnelle, et faisant exécuter les mouvements de scie, de marteau, etc.; que le docteur Kruckenberg en a construit d'autres, d'un prix moins élevé et par là plus pratiques, basés sur l'action du pendule comme force productrice des mouvements articulaires.

Mais le système Zander est celui que l'usage a consacré, c'est lui qui est le mieux connu. Les appareils qu'il emploie sont de deux genres : les uns passifs, actionnés par une force motrice quelconque (vapeur, électricité), les autres actifs, c'est-à-dire mus par le sujet lui-même. Ces derniers sont peut-être supérieurs, la graduation des mouvements qu'ils impriment aux membres malades est en effet très minutieuse, car l'on peut doser avec la plus grande exactitude la résistance qu'il s'agit de faire vaincre par la force musculaire déployée correspondante; mais les passifs sont pratiquement préférables, grâce à l'action continue et persistante qu'ils permettent d'obtenir.

Sans entrer dans le détail de leur construction, il est intéressant de signaler qu'ils sont compris de façon à ne permettre, une fois le malade bien installé, à aucun groupe musculaire, à aucun segment de membre, autres que ceux que l'on cherche à traiter, d'entrer en action; de plus, les mécanismes étant assez perfectionnés pour que tous les rouages puissent être commandés presque automatiquement par un aide même non instruit médicalement, on voit quels avantages peut retirer le médecin d'une pareille simplification.

Parmi les appareils actifs, les uns sont destinés aux mouvements du tronc, d'autres à ceux du membre supérieur, d'autres enfin à ceux du membre inférieur.

Les passifs peuvent se diviser en trois catégories : la première comprenant les appareils à mouvements passifs proprement dits, la seconde les appareils de balancement, la troisième les appareils à manipulations mécaniques, destinés au massage, au pétrissage, à la friction, etc.

Suivant des règles qui n'ont pas à être examinées ici, ils trouveront tous un emploi précieux dans le traitement complémentaire des divers traumatismes si fréquents dans l'industrie : fractures, luxations, entorses, raideurs articulaires et atrophies musculaires, contusions, brûlures, phlegmons, etc. ; et on associera souvent avec avantage à leur action un traitement accessoire comprenant des massages divers, de l'électrisation, de la mobilisation précoce, de l'hydrothérapie, de la gymnastique variée.

Enfin un appareil, pouvant remplacer au besoin, dans les centres industriels peu importants, un Institut complètement outillé, a été construit par Scholder (de Lausanne), qui lui a donné le nom d'Arthromoteur. Celui-ci peut être actionné soit par la main, soit par un moteur ; il est d'un emploi très précieux, et combiné de telle sorte qu'on peut en faire usage aussi bien activement que passivement pour chaque articulation ; de plus, il permet, au moyen d'une disposition toute spéciale, d'exécuter les mouvements dans toute leur amplitude, avec les plus grands ménagements pour les articulations en cas de douleur, et de passer progressivement du mouvement le plus faible au mouvement le plus fort. Tous peuvent être exécutés suivant plusieurs rythmes, c'est-à-dire plus ou moins vite. Enfin, il est possible de les limiter à un secteur déterminé, de sorte que chaque phase d'un mouvement normal peut être exécutée séparément. La résistance peut être graduée à tous moments.

Tels sont donc les principaux spécimens des instruments employés par la nouvelle méthode. Il est bien entendu que les diverses contre-indications susceptibles d'être présentées par leur usage (fractures compliquées ou à grands déplacements, état inflammatoire d'une articulation, période aiguë des phlegmons avant l'évacuation du pus, ostéite, myosite, lymphangite) seront toujours déterminées par le médecin, qui sera aussi le seul juge légitime de l'utilité de leur emploi : il est, en effet, des cas où les lésions sont trop avancées pour que l'on puisse compter sur des succès (ankyloses complètes, adhérences irréductibles, atrophies musculaires trop anciennes).

Ce rapide exposé terminé, il nous semble que, dans des limites raisonnées dont on devra toujours chercher à éloigner toute exagération, on aurait le plus souvent avantage à utiliser la mécanothérapie dans le traitement complémentaire des victimes des accidents du travail, de préférence à la gymnastique suédoise, qui, pour beaucoup plus de peine dépensée, donne des résultats non supérieurs, moins fixes, moins exacts. Un ou plusieurs Instituts, complètement outillés, dirigés par des particuliers (associations professionnelles, médecins privés disposant d'un capital suffisant), pourraient très bien être fondés (comme nous en avons donné d'assez nombreux exemples) dans toutes les grandes villes, les régions ouvrières, les cités populeuses et actives, les centres industriels et commerciaux importants. Construits avec tout le confort moderne, comprenant de belles salles spacieuses, éclairées, aérées ; réunis aux services accessoires de massage, d'électrothérapie, d'hydrothérapie, de radiographie, ils verraient venir à eux tous les blessés de l'industrie, envoyés par les responsables auxquels leur utilité n'échapperait pas.

Il va sans dire que les frais occasionnés par ces traitements de perfectionnement s'ajouteraient à ceux dont auraient eu déjà la charge les patrons ou les Compagnies d'assurances ; ceux-ci, du reste, ne feraient aucune difficulté pour accepter ce nouveau sacrifice, persuadés qu'ils seraient de récupérer d'un côté (et avec bénéfice) ce qu'ils perdraient de l'autre ; les blessés, à leur tour, ne se refuseraient pas à se soumettre au complément de traitement exigé d'eux, comprenant qu'en fin de compte, eux aussi ont intérêt à un rétablissement rapide.

Ce ne devrait donc être qu'en l'absence d'un matériel spécial de mécanothérapie que l'on s'en tiendrait à la situation actuelle avec tous ses inconvénients, dus surtout au défaut d'un traitement prolongé, judicieux et rationnel ; ou plutôt on y remédierait en remplaçant la machine par le médecin, et en demandant à ce dernier des soins dont les résultats seraient peut-être aussi favorables, mais qui, en tous cas, seraient certainement beaucoup plus longs et plus dispendieux.

Telles sont les considérations qui nous ont été inspirées, les conclusions que nous avons tirées de l'étude consciencieuse d'un état de choses nouveau à instituer dans notre pays ; nous pensons que, vu les circonstances, c'est à lui qu'en fin de compte l'on devra se rallier, et qu'en ce faisant on aura réalisé la solution idéale en France, puisqu'on aura respecté les intérêts de tous, responsables et sinistrés, en même temps que la liberté de ces derniers, et qu'ainsi on ne donnera prise à aucune critique de la part de ceux qui, à tort ou à raison, inclinent à juger irréalisable dans notre pays une idée admise dans d'autres, mais que, malgré tout, il faut bien reconnaître comme très difficile à y réaliser.

CHAPITRE VI

Coup d'œil sur la nouvelle législation en Allemagne. La situation. — Les résultats.

Après avoir étudié ce qui a été fait en France depuis l'apparition de la nouvelle loi du 9 avril 1898 sur les accidents du travail, et après avoir exposé les réformes qu'il serait désirable d'y voir introduire, il est intéressant d'examiner rapidement la situation créée en Allemagne par la législation, la première en date, qui date déjà dans ce pays de l'année 1884. C'est l'Allemagne qu'il semble rationnel d'étudier, car, à une réglementation nouvelle, elle a répondu en instituant une situation nouvelle aussi et particulière à elle seule, et que le caractère du peuple allemand, brisé à la discipline, était plus que tout autre susceptible d'admettre. Le *modus vivendi* allemand, dans un pays où il est possible de l'établir, est, en quelque sorte, le modèle du genre, bien qu'il comporte de nombreuses exagérations.

Des lois sur les accidents du travail ont bien été créées dans la plupart des pays civilisés : Autriche (1887), États-Unis (1886), Norvège (1894), Angleterre (1897), Italie et Danemark (1898), Espagne (1900); divers autres petits pays, comme la Suisse, la Belgique, la Grèce, soit possèdent une nouvelle législation, soit s'occupent de la question et en font le sujet de leurs études.

Mais nulle part n'ont été obtenus, tant dans l'organisation que dans les résultats, des succès comparables à ceux de l'Allemagne, qui tient véritablement la tête du mouvement. Il est donc utile de jeter un coup d'œil d'ensemble sur l'état de choses existant dans ce pays et sur ses conséquences. C'est à l'excellente et très intéressante thèse de Roques (1) et au *Traité de la législation sur les accidents du travail*, de M. Sachet, que nous emprunterons ces renseignements.

La nouvelle législation allemande a eu pour origine une inspiration du prince de Bismarck, alors chancelier de l'Empire. Devant les progrès envahissants des idées et des théories socialistes, devant l'état d'esprit des ouvriers qui commençaient à se rendre compte de leurs forces et semblaient décidés à tout tenter pour obtenir leur émancipation, le chancelier, d'accord avec l'empereur d'Allemagne, résolut d'attaquer le mal par sa base. Après avoir obtenu, en 1878, le vote d'une loi contre les menées socialistes, il forma audacieusement un projet de réforme sociale ayant pour but d'améliorer le sort des ouvriers, tout en consolidant en même temps l'unité de l'Empire.

Ce projet devait régler les rapports entre les patrons et les ouvriers, de telle manière que, dans toutes les circonstances fâcheuses susceptibles d'être rencontrées par ces derniers dans le cours de leur existence, ils fussent assurés

(1) Lucien Roques, *La médecine des accidents et les hôpitaux des corporations industrielles en Allemagne*. Thèse de Paris, 1901.

d'une assistance officielle bien supérieure à celle que leur garantissait un simple contrat de travail.

A la suite de longs débats parlementaires furent adoptées trois catégories d'assurances obligatoires pour les ouvriers : les assurances contre la maladie (1883), contre les accidents du travail (1884), contre l'invalidité et la vieillesse (1889); elles sont toutes placées sous le contrôle et la tutelle d'une administration centrale appelée l'Office impérial, non seulement chargée d'établir l'unité de jurisprudence, mais ayant la haute main sur tous les rouages administratifs et financiers des diverses branches d'assurances. (Seules, les deux premières intéressent notre sujet; il était néanmoins nécessaire de donner une vue d'ensemble de toute la législation.)

L'assurance contre les accidents ne peut exister, en raison de ses opérations à long terme, que s'il existe aussi, d'autre part, des associations riches et puissantes; celles-ci, organisées sous le nom de corporations, réunissent dans un même groupement les industries similaires ; c'est ainsi qu'existent les corporations des industries de la mécanique, du bois, des instruments de précision, des mines, des brasseries, etc.

Chacune d'elles constitue une société mutuelle, une mutualité professionnelle, une Compagnie d'assurances; celles-ci supportent seules les lourdes charges occasionnées par cette assurance, les dépenses étant réparties en fin d'année entre leurs membres ; et cette condition donne aux patrons le droit de participer seuls à la gestion des corporations, mais toujours sous la surveillance de l'Office impérial.

Leur importance est du reste variable, les unes étendant

leur influence sur l'empire tout entier, quelquefois même se divisant en sections locales quand elles sont trop considérables ; d'autres, au contraire, se trouvent limitées à des circonscriptions territoriales particulières.

L'assurance contre les accidents du travail a été rendue obligatoire ; elle ne l'était, au début, que dans les professions où le travail était particulièrement dangereux ; mais, progressivement, l'obligation s'est étendue à toutes les professions, à toute l'industrie, et même à l'agriculture.

Les effets de cette assurance sont combinés avec ceux de l'assurance contre la maladie, également obligatoire ; l'organisation de celle-ci a été présidée de la plus grande libéralité, puisque les intéressés ont le choix entre sept variétés de Caisses. La part des patrons dans l'actif de ces Caisses (sauf toutefois dans la dernière catégorie, les Caisses libres) est égale à un tiers, et celle des ouvriers à deux tiers du total dudit actif.

Sans nous arrêter aux détails qui, dans la réglementation de ces Caisses, concernent le sort réservé aux ouvriers, disons seulement, au point de vue médical, que, pendant treize semaines consécutives à l'accident accompagné de blessures, les frais du traitement incombent à la Caisse de secours à laquelle appartient l'ouvrier, celui-ci étant soigné soit chez lui par le médecin de la Caisse, soit à l'hôpital aux frais de celle-ci ; et que, si la guérison n'est pas obtenue au bout des treize semaines, la corporation prend à sa charge la suite du traitement.

Telle était donc, brièvement résumée, la situation créée en Allemagne par le nouvel état de choses. Examinons donc les résultats produits par son apparition.

Un des premiers en date a été de diminuer notablement la collaboration apportée au traitement par l'accidenté lui-même; ainsi qu'il a déjà été dit plus haut, il était inévitable que tel ouvrier, dont le seul désir était auparavant de reprendre au plus vite son travail pour arriver à subvenir à ses dépenses ménagères personnelles, et qui, jusque-là, avait avantage à cette reprise de travail, puisqu'elle constituait en même temps un excellent et peut-être le meilleur adjuvant thérapeutique à opposer à la persistance des multiples conséquences fâcheuses de la blessure; il était inévitable, disons-nous, que cet ouvrier, alléché par les nouveaux avantages que lui valait l'assurance, ne prendrait plus à sa *restitutio ad integrum*, ou au moins à une *restitutio* aussi rapide, le même intérêt qu'auparavant.

Les corporations s'en sont bien vite aperçues, comme en même temps elles s'apercevaient de l'énorme augmentation, d'une année sur l'autre, et à partir de l'application de la loi, du nombre des accidents du travail prétendant légitimer une indemnité.

Aussi comprirent-elles facilement que leur intérêt personnel consistait à extraire à tout prix du traitement tout ce qu'il pouvait donner, à le rendre intensif dans toute l'acception du mot, et qu'il était indispensable de tout essayer pour diminuer le degré d'incapacité que déterminent les inconvénients tardifs trop fréquents des traumatismes ; raideurs, atrophies, perte de forces, etc.

Le remède qui sembla rationnel consista dans l'emploi de la mécanothérapie avec tous ses accessoires; les corporations décidèrent donc aussitôt d'en faire usage, ce qui contribua à améliorer beaucoup, bien qu'indirectement, la méthode : en effet, le nombre des malades qui furent adressés régulièrement aux établissements de mécanothérapie et de gymnastique médicale, donna à ces derniers un regain d'actualité, en fit comprendre l'utilité, ce qui, en fin de compte, se traduisit par un accroissement du nombre de ces instituts spéciaux, et, en raison de l'émulation et de la concurrence, par la création de nouveaux appareils, le perfectionnement de ceux déjà existants et de la manière de s'en servir.

Malheureusement, en Allemagne, on n'a pas su garder une sage mesure, et on a beaucoup exagéré le rôle, l'usage et les résultats de la nouvelle méthode, exagérations qu'il suffit de signaler pour tâcher de ne pas les imiter en France.

La méthode mécanothérapique a naturellement une efficacité limitée, c'est-à-dire que, remarquable dans ses résultats quand il s'agit simplement de perfectionner et de compléter le véritable traitement qui est censé avoir été fait avec succès auparavant, elle ne prétend en aucune façon, non seulement se substituer à ce traitement, mais même corriger les mauvais résultats éventuels de ce dernier : c'est ainsi qu'avec elle est vouée à un échec toute tentative soit de redressement d'une fracture consolidée après mauvaise réduction, soit de guérison d'une pseudarthrose.

Aussi, devant cette limitation d'efficacité, les corporations, ne perdant pas de vue leur intérêt, s'efforcèrent-elles, dans la mesure du possible, d'éviter les conséquences fâcheuses, quelquefois désastreuses, d'un traitement mal dirigé. Pendant longtemps elles n'avaient pu que s'entendre de leur mieux avec les différentes Caisses de secours légales, pour que celles-ci leur permettent de s'occuper des blessés dans un délai le plus court possible après l'accident.

Mais ce n'était pas encore là pour elles la solution idéale; il leur fallait l'autorisation légale d'assumer dès le début la responsabilité du traitement, sans attendre le trop long délai de 13 semaines, jusque-là obligatoire.

Leurs efforts ont été récompensés, car, le 10 avril 1892, fut fait à la loi un changement donnant aux corporations le droit de prendre à leurs frais dès le début la charge des traitements nécessités par les accidents du travail, à la condition bien entendu de ne laisser aucune autre dépense aux Caisses de secours pour maladies ; c'est donc dans ce cas la substitution légale de la corporation à la Caisse de secours à laquelle est affilié l'ouvrier.

Aussitôt en présence de ce succès, les corporations ne négligèrent rien pour profiter de la faveur que leur faisait la loi, et s'ingénièrent à prodiguer aux victimes des accidents du travail les soins les plus minutieux, en même temps que les plus immédiats ; leurs médecins n'avaient que trop souvent constaté en effet de déplorables résultats thérapeutiques, soit obtenus par des interventions peu habiles ayant eu lieu entre le moment de l'accident et celui où étaient arrivés des secours médicaux sérieux, soit plus simplement dus à un mode de transport des blessés absolument insuffisant.

Nous laissons ici la parole à M. Roques, qui a très complètement et très nettement exposé dans sa thèse la situation en Allemagne :

« L'organisation des premiers secours s'y est développée

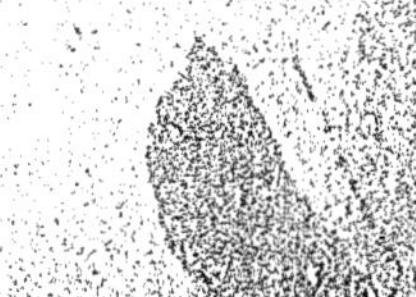

et a atteint, sous l'impulsion de la loi, la perfection. Il faut constater que Berlin doit à cette loi et aux corporations ses postes de secours, dont l'installation est un véritable modèle.

« Primitivement, en effet (en 1894), ils avaient été établis, en petit nombre, par une corporation, celle de la brasserie, occupant dans la ville ou dans ses faubourgs un grand nombre d'ouvriers auxquels ils étaient strictement réservés.

« Les résultats ont été si heureux que, peu à peu, d'autres corporations se sont jointes à la première, et que, encouragées et développées par la participation du public, les « Unfallstationen » se sont ouvertes à tous (en 1900 elles comprenaient déjà 20 postes de secours, dont deux sont de petits hôpitaux [une trentaine de lits] où les blessés peuvent être gardés et traités complètement). Le succès a provoqué la fondation, par le professeur von Bergmann, d'une société analogue, la « Berliner Rettunggesellschaft », en union avec les treize grands hôpitaux de Berlin.

« Du côté des établissements hospitaliers, d'utiles améliorations ont été faites pour répondre aux nécessités nouvelles, et, actuellement, la plupart des hôpitaux généraux sont dotés d'appareils mécanothérapiques et d'un personnel spécial.

« D'autre part, les directions de plusieurs établissements médico-mécaniques n'ont pas hésité à en faire plus que des maisons de convalescence, en y ajoutant des lits, une salle d'opérations, en les transformant, en un mot, en hôpitaux pourvus de tout ce qui est nécessaire pour pratiquer efficacement cette chirurgie spéciale des accidents du travail, chirurgie qui est en somme beaucoup moins une spécialité proprement dite, qu'une manière spéciale de faire de la chirurgie très générale. Mais c'est précisément en raison de ce caractère, par lequel elle confine, s'il est permis de parler ainsi, à l'art du rebouteur, qu'elle se trouve quelquefois négligée dans les services généraux. Elle a donc tout à gagner de son isolement.

« En se limitant aux seuls cas traumatiques, le chirurgien voit surgir une foule d'applications de ressources scientifiques modernes, et, si l'établissement où il exerce lui donne la possibilité matérielle de les réaliser toutes en conduisant lui-même le traitement jusqu'au bout, on comprend que le blessé n'ait qu'à bénéficier d'une semblable spécialisation.

« En Allemagne, il n'a pas été nécessaire que l'expérience se prolongeât, pour mettre en pleine lumière les avantages du traitement intensif. Moins de deux ans après la modification de la loi, les corporations en donnaient des témoignages multiples.

« L'entreprise hâtive du traitement tire son utilité, non seulement des améliorations thérapeutiques profitables également à la victime et à la corporation, mais encore du contrôle qu'elle permet d'exercer, au point de vue médico-légal, sur toutes les circonstances de l'accident et de ses suites immédiates, et sur chacun des moments du cours ultérieur de l'affaire.

« Nombreuses, en effet, sont les contestations qui se produisent au sujet de l'indemnité ; il importe à la corporation d'être renseignée de la manière la plus précise, pour ne pas s'exposer à voir ses droits méconnus. L'intervention précoce d'un médecin compétent est très nécessaire à cet égard.

« La tâche administrative du médecin n'est donc pas moindre, en matière d'accidents du travail, que sa tâche purement technique ; elle exige du légiste une spécialisation analogue à celle que nous avons vue se réaliser pour le thérapeute. Les expertises auxquelles il est appelé sont souvent des plus épineuses. Sans parler des simulateurs, ni des cas où la névrose traumatique entre en scène, les moindres blessures peuvent être la source de litiges inépuisables. Aussi les médecins apportent-ils, en Allemagne, une extrême attention à la régularité des observations. L'ordre et la précision de leurs rapports, qui arrivent à constituer de volumineux dossiers, sont généralement des plus remarquables. Cela tient en grande partie à ce que le légiste et le médecin traitant se confondent : en même temps que, dans les limites de son art, le chirurgien s'attache à perfectionner ses méthodes en vue d'un but bien déterminé, il ne néglige aucunement le côté juridique des cas qui lui passent entre les mains. Tel est le double aspect que présente la « médecine pour accidents ».

« La formation de ce médecin est facilitée par l'extension même qu'a prise, de l'autre côté du Rhin, la médecine des accidents. Elle s'est constituée en une véritable science spéciale, avec des traités généraux, des revues, toute une littérature aujourd'hui considérable, et sa place dans l'enseignement, qui n'attend plus que la sanction officielle.

« Cette spécialité s'exerce dans des établissements ou institutions qui n'ont pas d'analogues en France, les hôpitaux corporatifs. »

Ce que sont ces derniers, les intentions des corporations le laissent deviner facilement. Malgré les énormes sacrifices pécuniaires qu'ils nécessitaient, elles décidèrent d'édifier des établissements où leurs blessés seraient traités, d'un côté presque administrativement et sous leur contrôle et leur dépendance immédiats, mais d'autre part sans rien épargner de tout ce qui est nécessaire à la perfection du traitement.

Elles voulaient autant que possible éviter de voir leurs ouvriers soignés soit chez eux, soit à l'hôpital commun, soit dans une clinique particulière spéciale comme il en existait, et où les malades, soit restaient à poste fixe en s'y alitant, soit venaient seulement, à intervalles plus ou moins rapprochés, se soumettre au traitement nécessité par leur état, le tout aux frais de la corporation.

Elles voulaient même également éviter de confier les blessés aux médecins choisis par elles, corporations ; car ceux-ci, faiblement rétribués, n'ayant que très peu de temps libre à cause de leurs occupations dues à leur clientèle privée, et enfin ne disposant pas d'un outillage spécial sans lequel les résultats obtenus ne peuvent être parfaits, ne semblaient pas désignés pour accomplir la besogne idéale, car le plus souvent ils étaient obligés d'abandonner le traitement commencé à des masseurs ou même à un personnel ne possédant ni l'intelligence ni les connaissances nécessaires pour mener à bien un travail difficile.

Les hôpitaux corporatifs ne pouvaient être que peu nombreux, vu l'énorme capital nécessaire à leur construction, à leur administration et à leur entretien ; ils n'étaient possibles que dans les centres industriels les plus importants,

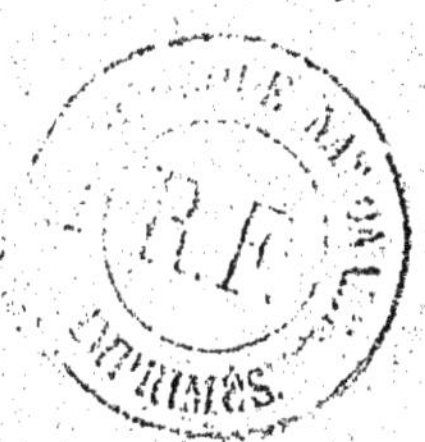

où le nombre des accidents annuels amenant des blessures graves est considérable (les mines, par exemple).

C'est ainsi que la corporation minière possède les hôpitaux « Bergmannstrost », à Halle-sur-Saale, en Saxe (inauguré en septembre 1894), le plus important de tous, puisqu'il a coûté 1.700.000 francs ; et « Bergmannsheil », à Bochum (Westphalie), datant de 1888.

La corporation du bois (Nord) possède celui de Neu-Rahnsdorf, dans la banlieue est de Berlin, ouvert en juin 1893, ayant coûté 600.000 francs.

Citons encore celui de Kœnigshütter, près Breslau (Silésie prussienne) et plusieurs autres moins importants, mais qui, venant s'ajouter aux précédents, montrent que, si l'idée est difficile à réaliser, elle est néanmoins réalisable, au moins dans certains milieux disposant de ressources considérables.

M. Roques ajoute encore ce détail fort intéressant : Le juste milieu, le moyen terme existe aussi en Allemagne ; c'est une fondation qui trouve place entre l'hôpital corporatif et l'établissement particulier, où la corporation ne s'adresse que comme cliente. Cette initiative intelligente est due à l'Ordre religieux des Frères de la Charité, plus connu en France sous le nom de Frères de Saint-Jean-de-Dieu ; celui-ci a fondé à Bonn (Prusse rhénane), dans la maison de santé qu'il possède dans cette ville, un service spécial pour les blessés par accidents du travail ; un accord a été conclu entre cet Ordre et plusieurs grandes corporations, parmi lesquelles celle des mines ; et, par suite de cet accord, ont été organisés une polyclinique complète et un institut mécanothérapique du système Zander.

L'Allemagne, on peut donc le dire, se trouve bien nettement à la tête du mouvement qu'a dessiné dans les pays civilisés une législation nouvelle répondant un peu partout à des idées nouvelles et à des besoins nouveaux. Nous avons vu que, si tout ce qui s'est fait dans le pays allemand a pu s'y faire sans trop de difficultés, il est néanmoins impossible de trouver une solution toujours identique à elle-même, convenant à toutes les nations, à leurs idées, à leurs mœurs, à leurs habitudes.

Aussi serait-il fort à désirer q en suivant naturellement une direction à elle imprimée par le caractère du peuple français, la France se mît, elle aussi, à la tête du progrès, malgré le retard forcé que lui a causé, dans l'évolution des idées, le vote relativement tardif de la loi, datant seulement de l'année 1898.

Nous croyons qu'en effet on accomplit une bonne œuvre et une bonne action en prodiguant ses encouragements à l'évolution d'une idée grâce à laquelle, en fin de compte, toutes les classes de la société trouveront leur avantage ; nous ne doutons pas, en effet, qu'en faisant ainsi un acte de véritable solidarité sociale, l'on n'aura pas démérité du genre humain, puisqu'on aura contribué, au moins pour une modeste part, au progrès dont on peut toujours espérer que sortira un peu de bonheur pour les peuples civilisés.

TABLE DES MATIÈRES

19-11-03. — Tours, imp. E. ARRAULT et Cie.

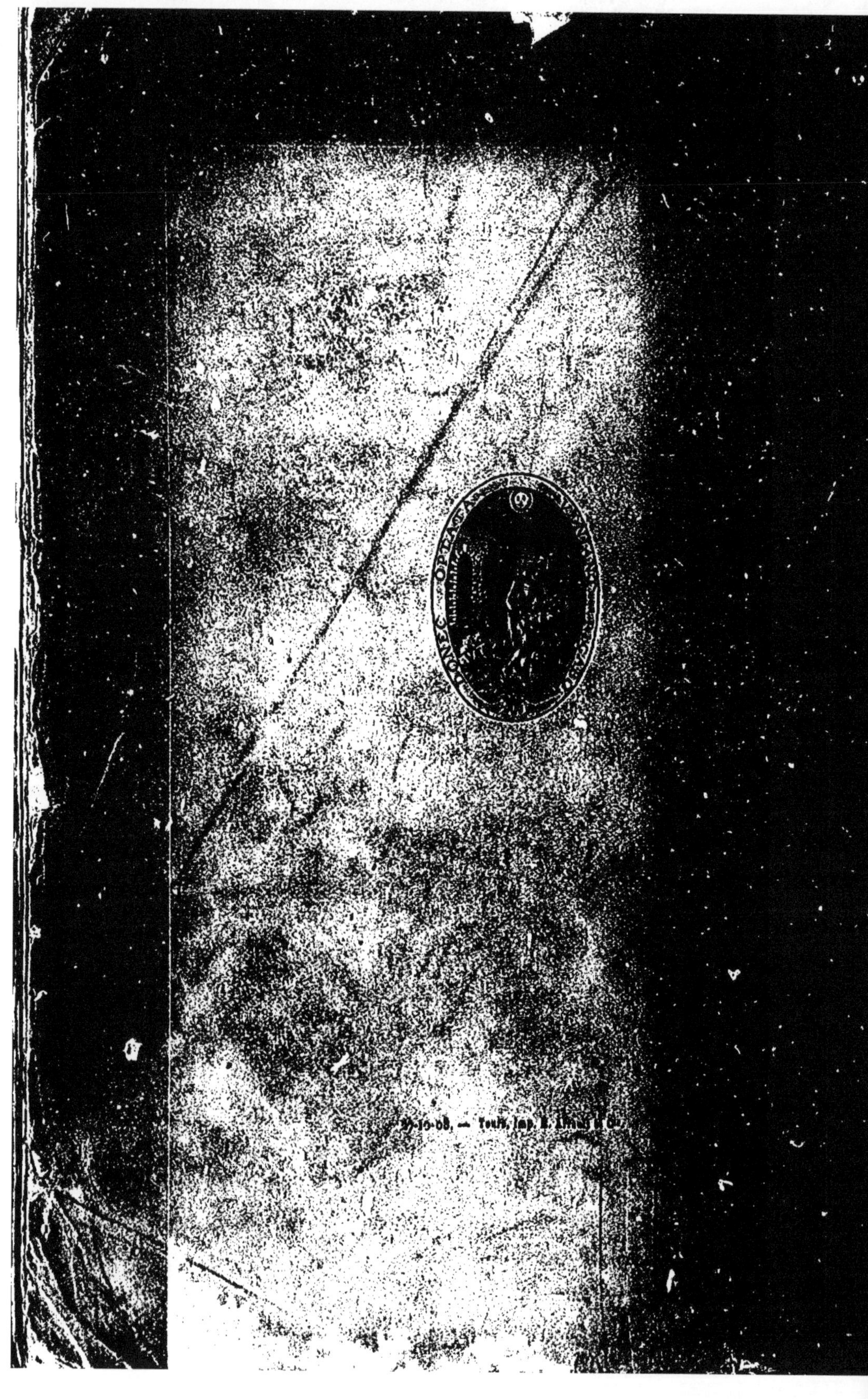

[illegible]-10-08. — Tours, Imp. E. Arrault et Cie.

www.ingramcontent.com/pod-product-compliance
Ingram Content Group UK Ltd.
Pitfield, Milton Keynes, MK11 3LW, UK
UKHW021047230726
13926UKWH00004B/1703